Diagnostik und Therapie der Fettstoffwechselstörungen

2. Auflage

Günter Schlierf · Peter Oster
Rubino Mordasini

Diagnostik und Therapie der Fettstoffwechselstörungen

mit einem Geleitwort von Gotthard Schettler

2., überarbeitete und erweiterte Auflage
28 Abbildungen, 23 Tabellen, 4 Farbtafeln

1982
Georg Thieme Verlag Stuttgart · New York

Prof. Dr. GÜNTER SCHLIERF
Priv.-Doz. Dr. PETER OSTER
Klinisches Institut für Herzinfarktforschung
an der Medizinischen Universität Heidelberg

Priv.-Doz. Dr. RUBINO MORDASINI
Medizinisch-propädeutische Klinik
der Universität Bern, Tiefenau Spital

CIP-Kurztitelaufnahme der Deutschen Bibliothek

Schlierf, Günter:
Diagnostik und Therapie der Fettstoffwechselstörungen / Günter Schlierf ; Peter Oster ; Rubino Mordasini. Mit e. Geleitw. von Gotthard Schettler. – 2., überarb. u. erw. Aufl. – Stuttgart ; New York : Thieme, 1982.

NE: Oster, Peter:; Mordasini, Rubino-Carlo:

Wichtiger Hinweis: Medizin als Wissenschaft ist ständig im Fluß. Forschung und klinische Erfahrung erweitern unsere Kenntnisse, insbesondere was Behandlung und medikamentöse Therapie anbelangt. Soweit in diesem Werk eine Dosierung oder eine Applikation erwähnt wird, darf der Leser zwar darauf vertrauen, daß Autoren, Herausgeber und Verlag größte Mühe darauf verwandt haben, daß diese Angabe genau dem Wissensstand bei Fertigstellung des Werkes entspricht. Dennoch ist jeder Benutzer aufgefordert, die Beipackzettel der verwendeten Präparate zu prüfen, um in eigener Verantwortung festzustellen, ob die dort gegebene Empfehlung für Dosierungen oder die Beachtung von Kontraindikationen gegenüber der Angabe in diesem Buch abweicht. Eine solche Prüfung ist besonders wichtig bei selten verwendeten Präparaten oder solchen, die neu auf den Markt gebracht worden sind.

Satz und Druck: Druckhaus Dörr, Inh. Adam Götz, 7140 Ludwigsburg, gesetzt auf Linotype System 5 (202)

ISBN 3-13-555702-2 5 4 3 2 1 0

Unseren Familien

Geleitwort

Die medizinische Epidemiologie hat in den letzten Jahrzehnten aufgezeigt, daß das Krankheitspanorama in der zivilisierten Welt sich gründlich verändert hat. Unter den Bedingungen des gräßlichen Naturexperimentes, das der Zweite Weltkrieg und die Nachkriegsphase für den Großteil der Menschheit brachte, ist es zu einem Rückgang der degenerativen Herz- und Gefäßkrankheiten gekommen. Mit der Wiederherstellung normaler Lebensverhältnisse wurde dieser Rückgang wieder ausgeglichen, und es ist unter den Bedingungen des modernen Lebens in einer Industriegesellschaft zu einem sprunghaften Anstieg von Krankheitsfällen und Todesfällen gekommen, welche letztendlich die Folge einer falschen Lebensweise sind. Selbst wenn jetzt in einigen Ländern Infarkttodesfälle abnehmen, ist die koronare Herzkrankheit auch dort in der Regel noch häufigste Todesursache. Präventive Maßnahmen sind unverändert notwendig. Der Ernährung kommt hier eine zentrale Stellung zu. Wir wissen heute, daß nicht allein die Quantität der Nahrung, sondern auch die Qualität der Ernährung und die Art der Grundnährstoffe eine große Rolle spielen.

Während die klinische Ernährungslehre von den seit Jahrzehnten allgemein bekannten Grundlagen zur Physiologie und Pathologie des Kohlehydrat- und Eiweißstoffwechsels profitiert, ist der Wissensstand auf dem Gebiet des Fettstoffwechsels erstaunlicherweise noch entwicklungsbedürftig.

Die Herren GÜNTER SCHLIERF, PETER OSTER und RUBINO MORDASINI haben es unternommen, den gegenwärtigen Stand dieses wichtigen Problems darzulegen. Sie ließen sich hierbei von vorwiegend praktischen Gesichtspunkten leiten. Das Buch ist gleichermaßen für Klinik und Praxis bestimmt. Es verarbeitet die gegenwärtigen Grundlagen der Physiologie, der Pathophysiologie, die Möglichkeiten der Diagnostik, die Fragen der Differentialdiagnose, vor allem aber die Therapie.

Die wichtigen Gemeinsamkeiten, aber auch die bedeutenden Unterschiede zwischen vererbten und erworbenen Fettstoffwechselstörungen werden klar herausgearbeitet. Daraus ergeben sich therapeutische Konsequenzen, die sowohl der Vorsorge, als auch der Nachsorge und der Rehabilitation stoffwechselbedingter Krankheiten zugute kommen.

Zwar kann man heute immer wieder einmal hören, Störungen des Stoffwechsels spielten in der Pathogenese der Herz- und Gefäßkrankheiten keine oder eine sehr untergeordnete Rolle, doch sind dies Äußerungen von Laien oder von Wissenschaftlern, welche ihre Anschauungen aufgrund veralteter Arbeiten, einer einseitigen Literaturauswahl und unter Vernachlässigung neuer Daten gewonnen haben. Die in zweiter Auflage vorliegende Monographie läßt erkennen, daß aufgrund der neuesten Daten die Fettstoffwechselstörungen in der Pathogenese und Klinik der Stoffwechselkrankheiten zahlen- und bedeutungsmäßig, diagnostisch und therapeutisch wichtiger sind als z. B. der Diabetes mellitus. Die Autoren haben sich mit Erfolg bemüht, die Materie kritisch und aus der Distanz des erfahrenen Klinikers und Forschers darzustellen. Sie haben sich hierbei die Erfahrung zunutze gemacht, welche in der Ludolf-Krehl-Klinik und speziell im Institut zur Erforschung des Herzinfarktes sowie im Institut für Eiweissforschung an der Universität Bern gewonnen wurden. Die Arbeit auf einer speziellen Stoffwechselstation sowie in einer ausgedehnten, in Zusammenarbeit mit den niedergelassenen Ärzten aller Fachrichtungen durchgeführten Lipidambulanz wurde hierbei verwertet.

So ist ein praxisnahes Buch entstanden, welches zweifellos nicht nur von Ärzten, sondern auch von Angehörigen zahlreicher Berufsgruppen gut aufgenommen wird, welche mit der Ernährung des Menschen befaßt sind. Auch die Landwirtschaft, die Nahrungsmittelindustrie und die pharmazeutische Industrie werden diese Monographie vorteilhaft verwenden.

Wir Ärzte von der Ludolf-Krehl-Klinik wünschen dem kleinen Werk eine weite Verbreitung, eine gute Presse und vor allem einen guten Einfluß auf die Betreuung und Behandlung von Patienten sowie motivierten „Noch-nicht-Patienten“.

Heidelberg, im Herbst 1982 G. Schettler

Inhaltsverzeichnis

Einleitung

Wie in den meisten industrialisierten Ländern finden sich in Deutschland und in der Schweiz als unerwünschte Begleiterscheinungen des materiellen Wohlstandes bei jedem 5. Erwachsenen unphysiologisch hohe Blutfettspiegel. In der ärztlichen Praxis und in der Klinik ist damit zu rechnen, daß Hyperlipidämien bei jedem 3. Patienten nachgewiesen werden können. Genetische Anlage und manifestationsfördernde Umweltfaktoren, letztere vorzugsweise ernährungsabhängig, führen ähnlich wie beim Diabetes mellitus und der Gicht zu der immer noch zunehmenden Häufigkeit von Hyperlipidämien. Diese wiederum sind nach meist jahrelang symptomlosem Verlauf wichtige Mitursache der Arteriosklerose und ihrer Komplikationen, insbesondere der koronaren Herzkrankheit und der peripheren arteriellen Verschlußkrankheit.

Frühdiagnostik und konsequente Langzeittherapie der Fettstoffwechselstörungen sind eine wichtige Aufgabe des niedergelassenen Arztes und werden in zunehmendem Maße seinen Arbeitstag mitbestimmen. Etwa die Hälfte aller Erwachsenen sucht mindestens einmal im Jahr einen Arzt auf, fast jeder innerhalb von 5 Jahren – eine einmalige Möglichkeit zur Frühdiagnostik von Risikofaktoren. Auch die Überwachung der Langzeittherapie ist Domäne des niedergelassenen Arztes, weil insbesondere der *Hausarzt* durch Kenntnis von Familie und Milieu entscheidender zur Realisierung therapeutischer Vorschläge beitragen kann als sein klinisch tätiger Kollege. Letzterem wiederum obliegt die wichtige Aufgabe, schwere Verläufe von Fettstoffwechselstörungen zu behandeln und insbesondere nach der eingetretenen Komplikation des Myokardinfarktes neben der Akutbehandlung im Rahmen der Rehabilitation auch die der Risikofaktoren zu berücksichtigen.

Ungleich mehr als auf anderen Gebieten der Medizin gilt es, sich dabei mit neuen Begriffen, neuen diagnostischen Verfahren und neuen Behandlungsmethoden zu befassen, die im wesentlichen in den letzten 25 Jahren entstanden sind. Dabei wird die zeitliche Beanspruchung im Rahmen der täglichen Arbeit im allgemeinen dem Studium umfangreicher Monografien oder der Suche nach einzelnen Quellen im Wege stehen. Das folgende Büchlein versucht hier eine Lücke zu schließen und praktische Hilfe bei der täglichen Arbeit zu bieten. Sein Aufbau ermöglicht im wesentlichen zwei Wege zum Gebrauch:

1. Zur raschen Orientierung bei gegebener Veranlassung oder zur Rekapitulierung bekannter Tatbestände findet sich im ersten Teil eine knappe, tabellarische Anleitung zur Diagnostik, Differentialdiagnostik und Therapie bei Patienten mit erhöhten Blutlipidspiegeln. Diagnostische und therapeutische Vorschläge orientieren sich an der Möglichkeit der Praxis und verzichten auf theoretische Erörterungen.
2. Der zweite Teil beginnt mit einer ebenfalls praxisbezogenen systematischen Darstellung der Diagnostik und Klinik von Fettstoffwechselstörungen einschließlich der pädiatrischen Aspekte von Hyperlipidämien. In jeweils eigenen Abschnitten werden zusammenfassend die diätetische und medikamentöse Therapie sowie Probleme des Übergewichtes systematisch dargestellt.

   Ein letzter Abschnitt bringt schließlich eine orientierende und stark vereinfachte Synopse der Rolle von Fettstoffwechselstörungen bei der Entstehung der Arteriosklerose bzw. ihrer klinischen Manifestation und versucht die Begründung einer rationellen Prophylaxe und Therapie durch Ausschaltung von Risikofaktoren.

Terminologie

Hyperlipidämie ist Sammelbegriff für alle Fettstoffwechselstörungen mit erhöhten Blutlipiden (im wesentlichen Cholesterin und Triglyzeriden). Da die Lipide im Blut zusammen mit Proteinen, den sog. Apolipoproteinen als Lipoproteine transportiert werden, handelt es sich eigentlich um *Hyperlipoproteinämien* (synonym).

Als *Hyperlipämie* bezeichnet man die vorwiegend mit *Triglyzeridvermehrung* bzw. mit Vermehrung der großen, das Licht streuenden Lipoproteine einhergehenden Hyperlipidämien, bei denen das Serum trüb erscheint.

Die *Nomenklatur der Lipoproteine* basiert auf deren Isolierungsmethode. Die Standardprozedur ist die *Ultrazentrifugation,* bei der Lipoproteine aufgrund ihres unterschiedlichen spezifischen Gewichts (ihrer unterschiedlichen *Dichte*) differenziert werden. Alternativ können Lipoproteine, vorwiegend aufgrund der negativen Ladung ihres Proteinanteils, *elektrophoretisch* aufgetrennt werden. Schließlich stehen immunologische Methoden zur Verfügung (s. die Abkürzungen auf der 2. [vorn] sowie die Übersicht auf der 3. Umschlagseite [hinten]).

Diagnose und Therapie von Hyperlipoproteinämien in der Praxis

1. **Wann soll nach einer Hyperlipidämie gesucht werden? Indikationen für die Lipidanalytik:**
   a) Routine check up kardiovaskulärer Risikofaktoren; ab 40 Jahre in 5jährigen Abständen;
   b) Vorliegen anderer kardiovaskulärer Risikofaktoren (vor allem Zigarettenrauchen, arterielle Hypertonie);
   c) klinische Zeichen einer koronaren Herzkrankheit, peripherer arterieller Verschlußkrankheit oder zerebraler Durchblutungsstörungen;
   d) äußerliche Manifestationen der Hyperlipidämie (Xanthome, Xanthelasmen, Arcus lipoides corneae);
   e) Adipositas, chronische Nierenkrankheiten, Diabetes mellitus, Hyperurikämie;
   f) Langzeitbehandlung mit hormonalen Antikonzeptiva, Kortikosteroiden und Diuretika.

2. **Welche Lipidanalysen sind unbedingt erforderlich?**
   Bestimmung von *Triglyzeriden* und *Cholesterin.*

3. **Wie sind die Analysen durchzuführen? Vorbedingungen für Lipidanalysen:**
   12- bis 14stündige Nahrungskarenz;
   keine lipidsenkenden Medikamente;
   Gewichtskonstanz und *normale* Ernährung;
   Medikamentenanamnese.

4. Differentialdiagnostik – Ablaufschema

Falls	Triglyzeride vermehrt > 2,3 mmol/l (> 200 mg/dl) Cholesterin normal oder vermehrt	Cholesterin vermehrt > 6,7 mmol/l (> 260 mg/dl)	Näheres Seite	Bemerkungen
a) Weitere Schritte	Kontrollieren und falls bestätigt			
b) zur Differentialdiagnose	Ursachen sekundärer Hyperlipidämien suchen bzw. ausschließen (Anamnese, Klinik und Laborbefunde)		57	
Krankheiten:	Diabetes mellitus chronische Nierenerkrankungen Lebererkrankungen Hypothyreose Schwangerschaft	Blutzucker, Urinzucker Proteinurie, Harnstoff bzw. Kreatinin Transaminasen, alkalische Phosphatase T_3/T_4-Test Pregnostikontest		hier nur häufig auftretende Ursachen aufgeführt s. auch Untersuchungsschema Tab. 3, S. 20
	falls entsprechende Ursache gefunden, weiterlesen ab		58	
Medikamente:	Kortikosteroide orale Kontrazeptiva Thiaziddiuretika			
falls Medikamentenanamnese positiv, Medikamente möglichst absetzen, frühestens nach 2 Wochen erneute Lipidkontrolle				

	Näheres Seite	Bemerkungen
c) falls bisher alles negativ, liegt eine *primäre Hyperlipidämie* vor (kann allerdings auch bei 4. b) trotz positiven Befunden gegeben sein)		
Familienuntersuchung (Verwandte 1. Grades) anstreben. Wenn > 25% betroffen, ist eine *familiäre Hyperlipoproteinämie* anzunehmen		
d) Welches *Lipoproteinmuster* ist wahrscheinlich?	29	
IIb, III, IV, V	IIa		
5. Therapie der primären Hyperlipidämien		
a) Ernährungsmaßnahmen		
bei *Übergewicht* gilt für alle Hyperlipidämien bzw. Hyperlipoproteinämien: *Gewichtsreduktion (quantitative Ernährungsumstellung)*	80	
solange Körpergewicht abnimmt, im allgemeinen keine medikamentöse Therapie beginnen. Lipidkontrolle alle 4 Wochen		
bei *Normalgewicht:* falls irgend möglich, weitere Gewichtsreduktion zum *Idealgewicht*		
bei *Idealgewicht: qualitative Ernährungsumstellung*		

	Näheres Seite	Bemerkungen
Zucker↓		
Alkohol↓		
gesättigte Fette↓↓		
Nahrungscholesterin (< 300 mg/d)		
mehrfach ungesättigte Fette↑		
Ballaststoffe↑		
b) medikamentöse Therapie		
Nikotinsäure und Nikotinsäurederivate		
Clofibrat und Clofibratderivate	87	in den meisten Fällen von HL symptomatisch; Maßnahme vergleichbar mit oraler Diabetestherapie
Anionenaustauscher		
[D-Thyroxin]		
[Sitosterin]		

Erfolgskontrollen anfänglich alle 4 Wochen

bei unbefriedigendem Ergebnis:

- Einnahmekontrolle
- Präparatewechsel

bei gutem Ergebnis: Kontrollen vierteljährlich

c) Beachtung weiterer Risikofaktoren (Hypertonie, Zigarettenrauchen); als Risikoindikator kann der HDL-Cholesterinwert die Entscheidung zur Therapie im Bereich 6,0–7,5 mmol/l (230–290 mg/dl) beeinflussen (s. S. 25)

Physiologie des Fettstoffwechsels

Die wichtigsten Funktionen der Lipide im Organismus sind:

a) ihre Rolle als essentielle Komponenten biologischer Membranen (Abb. **1**, Cholesterin und Phospholipide),

b) ihre Funktion im Energiestoffwechsel (Abb. **2**, freie Fettsäuren und Triglyzeride).

Der Bedarf für Strukturlipide (Cholesterin, Phospholipide) kann durch endogene Synthese gedeckt werden, sofern essentielle Fettsäuren in den erforderlichen geringen Mengen mit der Nahrung zugeführt werden. Letzteres ist selbst bei sehr fettarmer Kost gewährleistet.

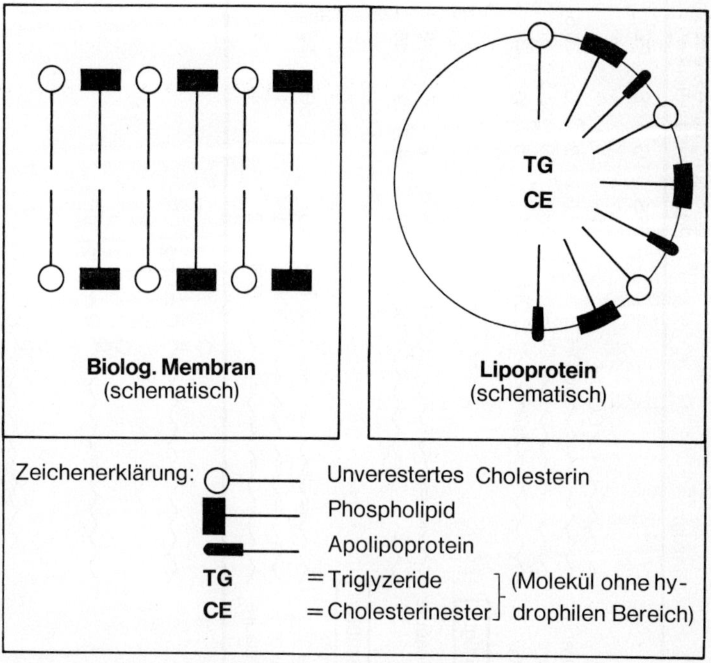

Abb. **1** Cholesterin, Phospholipide und Apolipoproteine sind amphiphile Moleküle mit einem wasserlöslichen (hydrophilen) und einem lipidlöslichen (lipophilen) Teil des Moleküls. In biologischen Membranen bilden Cholesterin und Phospholipide eine Doppelschicht, wobei die lipophilen Enden nach innen gerichtet sind. In Lipoproteinen sind die lipophoben wasserlöslichen Enden von Cholesterin, Phospholipiden und Apolipoproteinen nach außen, die lipophilen Enden nach innen gerichtet, wo sie in den zentralen Fetttropfen (Triglyzeride, Cholesterinester) eintauchen

Fettsäuren

Struktur:

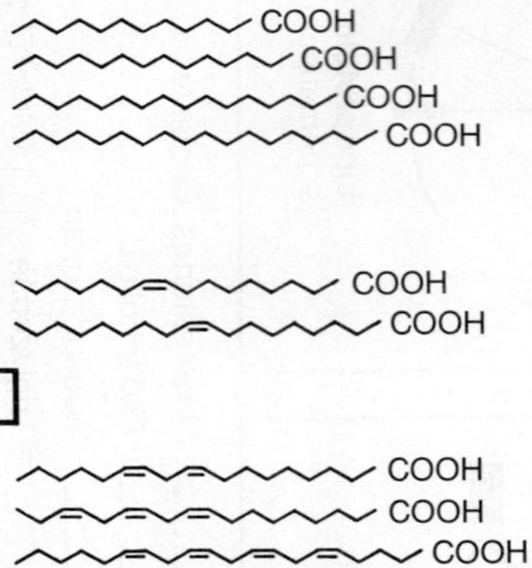

Fettsäuren	Verteilung auf die einzelnen Plasmalipidfraktionen*				Depotfett
	FFS	TG	CE	PL	
Gesättigt					
C–12 Laurinsäure	1	–	–	–	0,7
C–14 Myristinsäure	2,5	2	1	0,5	3,3
C–16 Palmitinsäure	28,5	29	12,5	31	19,5
C–18 Stearinsäure	14	5	2	31	4,2
Einfach ungesättigt					
C–16:1 Palmitoleinsäure	8	8	7	3	6,9
C–18:1 Ölsäure	27	36,5	19	15	46,3
Mehrfach ungesättigt					
C–18:2 Linolsäure	13	11	50	22	11,4
C–18:3 Linolensäure	1	1	1	1	0,4
C–20:4 Arachidonsäure	2	3	4,5	9	0,2

Triglyzeride

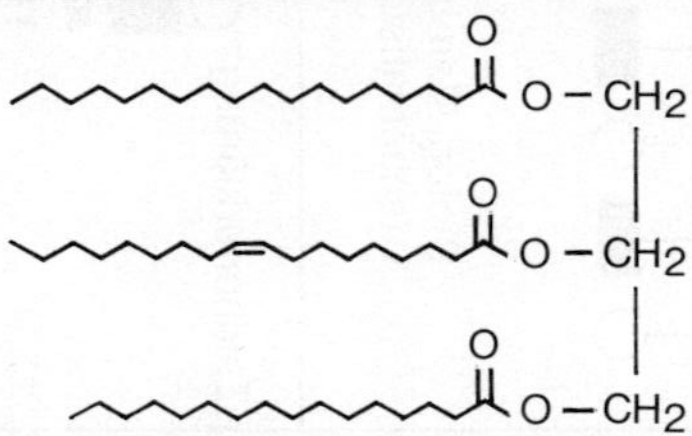

Abb. **2** Schematische Darstellung von Fettsäuren und Triglyzeriden. Ein Triglyzeridmolekül enthält 3 meist unterschiedliche Fettsäuren (aus *G. Schlierf, W. Kahlke:* Fettstoffwechsel. In: Klinische Pathophysiologie, 3. Aufl., hrsg. von *W. Siegenthaler*. Thieme, Stuttgart 1976)

Fette für Energiespeicher und Energiestoffwechsel (Triglyzeride, freie Fettsäuren) entstammen der Nahrung entweder direkt in Form von Nahrungsfetten oder indirekt in Form von anderen Energieträgern, hauptsächlich Kohlenhydraten, die dann im Organismus in Fett umgewandelt werden.

Transport von Fettsäuren

(Triglyzeride und freie Fettsäuren, Abb. **3**).

Nahrungsfette (Triglyzeride) – in der Bundesrepublik etwa 140 g pro Kopf und Tag – werden im Duodenum unter Mitwirkung von Gallensalzen emulgiert (Mizellenbildung) und durch Pankreaslipasen gespalten:

$$\text{Triglyzeride} \rightarrow \text{Monoglyzeride} + 2\ \text{FFS}.$$

Die Triglyzeridspaltprodukte können durch Zellmembranen des Epithels vom Duodenum und oberen Jejunum durchtreten. Sie werden dann im Inneren der Mukosazelle für den Weitertransport wieder zu

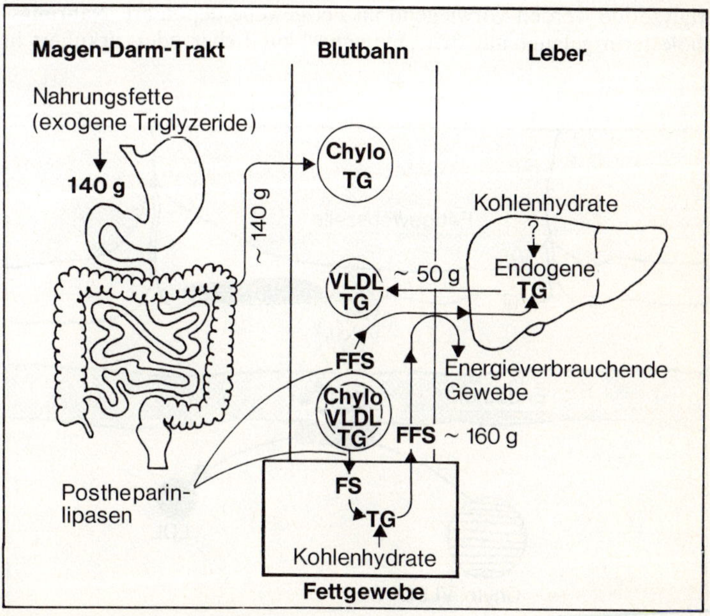

Abb **3** Schematische Darstellung des Stoffwechsels von Triglyzeriden und Fettsäuren bzw. von deren Transportlipoproteinen. Mengenangaben sind angenähert. Abkürzungen s. 2. Umschlagseite

Triglyzeriden resynthetisiert und als Lipoproteine verpackt (*Chylomikronen*) (Abb. **9**). Die Proteinkomponenten der Chylomikronen (Apolipoproteine A, B und C) stammen von „high-density-Lipoproteinen" (s. S. 14) und der lokalen Synthese.

Die *Chylomikronen* sind die größten und lipidreichsten Lipoproteine. Sie werden über den Ductus thoracicus in den venösen Kreislauf geleitet, wo sofort ihr Katabolismus durch eine ganze Reihe lipolytischer Enzyme beginnt. Als eigentliche Schlüsselenzyme gelten die vorwiegend im Fettgewebe und in der quergestreiften Muskulatur synthetisierte Lipoproteinlipase (LPL) sowie eine in der Leber gebildete Triglyzeridhydrolase, die hepatische Triglyzeridlipase (HTGL). Die beiden Enzyme sind Glykoproteine und liegen im Plasma nicht frei, sondern gebunden an Kapillarendothelien vor. Durch ihre Einwirkung kommt es zur Hydrolyse der Chylomikronentriglyzeride, so daß sukzessive kleinere, triglyzeridverarmte Partikel entstehen (Abb. **4**). Die Halbwertszeit der Chylomikronen ist mit 10 Min. sehr kurz.

Dieser Abbau der Chylomikronen über Lipoproteine intermediärer Dichte (IDL) oder sog. *„remnant particles"* zu solchen niedriger Dichte (LDL) ist in der Abb. **5** schematisch dargestellt. Die Nahrungstriglyzeride werden vorwiegend im Fettgewebe deponiert, Nahrungscholesterin gelangt mit den *„remnants"* zur Leber oder zirkuliert in

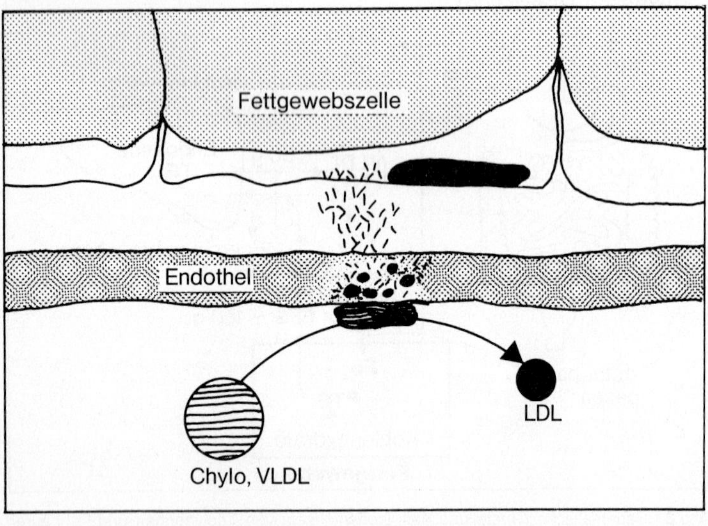

Abb. **4** Schema zur peripheren Metabolisierung der Chylomikronen und VLDL (nach *Oette*). Abkürzungen s. 2. Umschlagseite

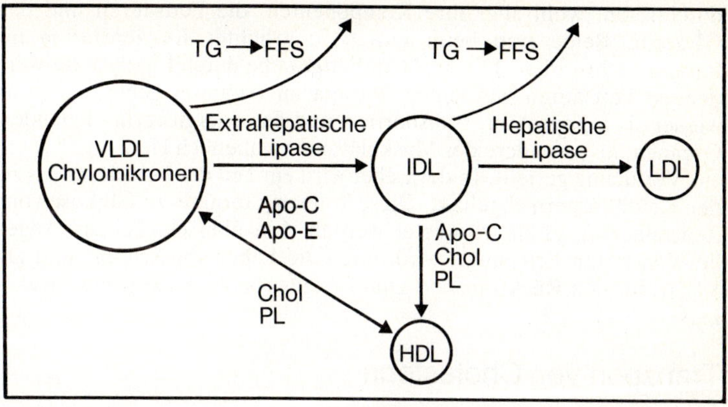

Abb. **5** Schema des Abbaus von Chylomikronen und VLDL über ein intermediate density Lipoprotein (IDL) zu LDL (nach *Levy* u. Mitarb.). Abkürzungen s. 2. Umschlagseite

dem Endprodukt LDL. Diese LDL haben mit 4 Tagen eine relativ lange Halbwertszeit. Sie stellen das Endprodukt der plasmatischen Lipolyse dar. Der weitere Abbau der LDL vollzieht sich intrazellulär (s. S. 48).

Auch bei *fettarmer oder fettfreier Ernährung* wird Nahrungsenergie fast ausschließlich in Form von Triglyzeriden gespeichert. Die Lipidsynthese aus Kohlenhydraten erfolgt dabei im Fettgewebe und in der Leber. Im Fettgewebe synthetisierte Triglyzeride (Glyzerin und Fettsäuren) werden am Ort der Synthese gespeichert; hepatisch synthetisierte Triglyzeride müssen zur Speicherung ins Fettgewebe transportiert werden. Dieser Triglyzeridtransport erfolgt in *Lipoproteinen sehr niedriger Dichte (VLDL).* Sie sind ähnlich zusammengesetzt wie die Chylomikronen, aber etwas kleiner und enthalten statt 90% nur ca. 50% Triglyzeride. Die Apolipoproteinausstattung ist mit der der Chylomikronen identisch.

Ähnlich wie Chylomikronentriglyzeride werden VLDL-Triglyzeride unter der Einwirkung von Lipasen aufgespalten, als Fettsäuren ins Fettgewebe eingeschleust und dort wieder als Triglyzeride gespeichert. Dabei werden auch die VLDL über verschiedene Zwischenprodukte, die als „Intermediates" (Intermediate density lipoproteins, IDL) bezeichnet werden, zu den LDL abgebaut. Dieser Vorgang vollzieht sich im Plasma innerhalb weniger Stunden (Abb. **5**).

Bei kürzerer und längerer *Nahrungskarenz,* z. B. nachts oder beim Fasten, muß Fett aus dem Fettgewebe mobilisiert werden. Die Fettgewebstriglyzeride können nicht als solche durch die Zellmembranen durchtreten, wohl aber ihre Komponenten, die Fettsäuren und das Glyzerin. Beide sind beim Fasten in erhöhter Konzentration im Plasma nachweisbar. Die aus dem Fettgewebe durch Lipolyse freiwerdenden Fettsäuren werden im Plasma an Albumin gebunden (also wieder als Lipoprotein) transportiert und den energieverbrauchenden Organen, insbesondere der Muskulatur einschließlich Herz und Leber, zur Verfügung gestellt. In der Leber wird ein Teil der Fettsäuren bis zu den Ketonkörpern abgebaut. Diese können alternativ zu Glukose vom Zentralnervensystem verwertet werden. Ein überschießendes Angebot von freien Fettsäuren wird durch die Leber abgeschöpft und als VLDL für den Rücktransport zum Fettgewebe verpackt (Fettsäurezyklus) (vgl. Abb. **3**).

Transport von Cholesterin

(Abb. **6**)

Cholesterin wird im Körper ubiquitär synthetisiert und ist essentieller Bestandteil von Zellmembranen und Lipoproteinen sowie Präkursor für die Synthese der Steroidhormone und Gallensäuren, sowie als 7-

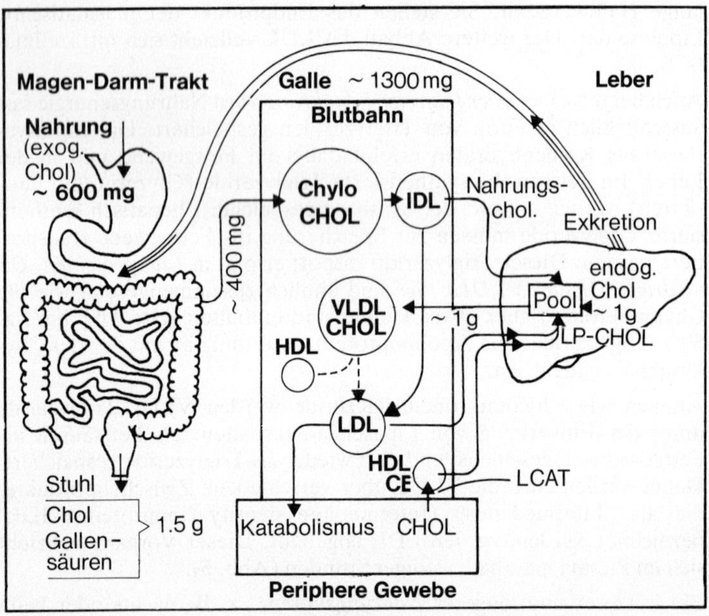

Abb. **6** Schema des Cholesterinstoffwechsels und der cholesterin-transportierenden Lipoproteine. Mengenangaben sind annähernd. Abkürzungen s. 2. Umschlagseite

Dehydrocholesterin für Vitamin D. Im Gegensatz zu den ebenfalls endogen synthetisierten Triglyzeriden und Phospholipiden kann jedoch das Cholesterinmolekül mit seinem Sterolring nicht mehr abgebaut werden. Es ist daher erforderlich, das peripher synthetisierte oder im Darm resorbierte Cholesterin zur Leber zu transportieren, wo es teils zu Gallensäuren umgewandelt, teils unverändert über die Galle in den Darm ausgeschieden wird. Etwa 0,26 mmol (100 mg) Cholesterin bzw. Squalen werden täglich auch über die Haut abgeschilfert.

Für den Transport von Cholesterin aus den Geweben sind nach derzeitiger Vorstellung *Lipoproteine der höchsten Dichteklasse* (High density lipoproteins, *HDL*) und das Enzym Lecithin-Cholesterin-Acyl-Transferase (LCAT) erforderlich (Abb. **7**). Durch diesen Prozeß wird fortlaufend ein Teil des zellulären Cholesterins in die HDL aufgenommen, dort durch LCAT verestert und damit als Fetttropfen

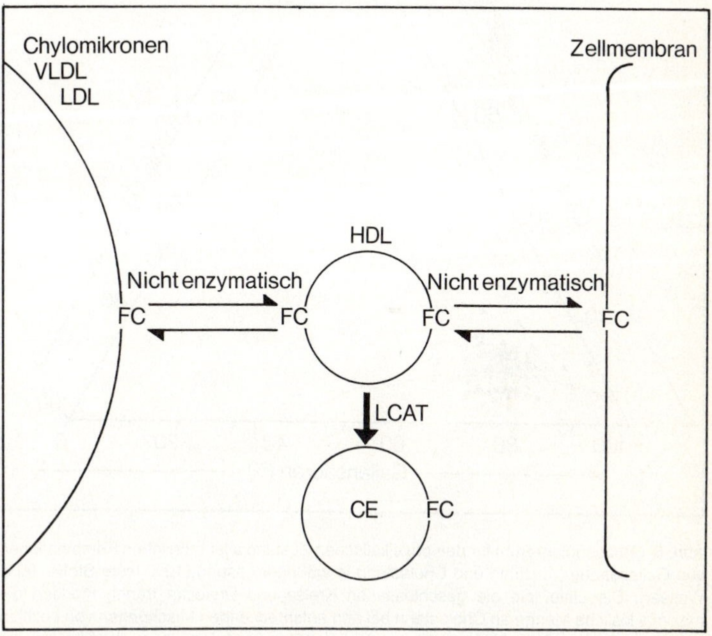

Abb. **7** Schematische Darstellung des Austausches von freiem Cholesterin zwischen Plasmalipoproteinen und Plasmamembranen und der Einfluß der Bildung von HDL-Cholesterinestern durch die LCAT-Reaktion auf diese Austauschvorgänge. Ein Teil der CE wird von HDL durch ein CE-Transferprotein wieder zu VLDL transportiert und damit erneut für die Cholesterinversorgung von Zellen und Geweben verfügbar (nach *Glomset* u. *Norum*). Abkürzungen s. 2. Umschlagseite

im Inneren der Lipoproteine transportfähig. Der Mechanismus dient dem Schutz der Organe vor „Cholesterinüberschwemmung“ und könnte nach neueren Befunden auch im Bereich der Gefäßwand bei der Entstehung oder Rückbildung von Cholesterinablagerungen eine wichtige Rolle spielen (s. S. 131).

Exogenes oder Nahrungscholesterin, bei fettarmen Kostformen wie in den meisten Ländern der Welt allenfalls einige 100 mg ausmachend,

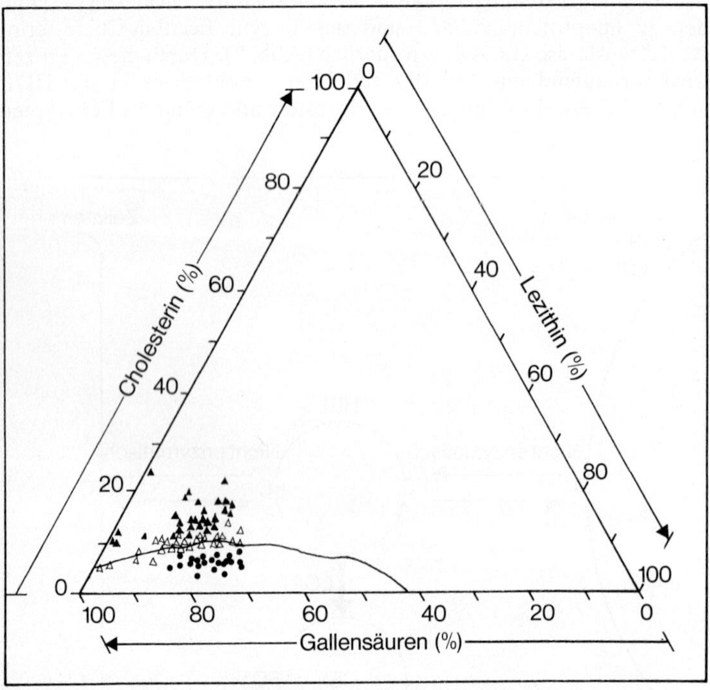

Abb. **8** Phasendiagramm für den physikalischen Zustand aller möglichen Kombinationen von Gallensäuren, Lezithin und Cholesterin in wäßriger Lösung (10% feste Stoffe, 90% Wasser). Die Linie, die die geschlossenen Kreise und Dreiecke trennt, markiert die maximal lösliche Menge an Cholesterin bei den entsprechenden Mischungen von Lezithin und Gallensäure. Eine völlige Lösung der drei Komponenten ohne die Bildung von Kristallen bzw. Ausfällungen ist nur dann möglich, wenn die Cholesterinkonzentration relativ zu den Konzentrationen von Lezithin und Gallensalzen unterhalb der beschriebenen Linie liegt. Der untere Teil der Abb. zeigt die Zusammensetzung der Galle bei Normalpersonen (●), bei Patienten mit Cholesterinsteinen (△) und bei Patienten mit Gallensteinen und Mikrokristallen (▲) (aus *W. H. Admirand, D. M. Small:* J. Clin. Invest. 47 [1968] 1043)

wird in westlichen Industrienationen in erheblichen Mengen (1,55–1,80 mmol/Tag = 600–700 mg/Tag) mit der Nahrung aufgenommen. Im Darm wird es nur z. T. resorbiert (ca. 60%) – ein erster Schutzmechanismus des Organismus gegenüber einer überhöhten Zufuhr. Nahrungscholesterin gelangt als Bestandteil der Chylomikronen in die Blutbahn, wird mit den „remnants" zur Leber transportiert und hemmt dort die endogene Cholesterinsynthese (ein weiterer Schutz des Organismus vor einer „Überschwemmung" mit Cholesterin). Der überwiegende Teil des Cholesterins gelangt mit den LDL zur Peripherie und teilweise in die Leber. In der Leber werden sowohl LDL wie HDL abgebaut und das von ihnen transportierte Cholesterin z. T. unverändert und z. T. über Gallensäuren mit der Galle ausgeschieden. Durch den Kontakt mit Zellrezeptoren tragen die LDL in der Peripherie zur Hemmung der endogenen Cholesterinsynthese bei.

Zur Löslichkeit von Cholesterin in der Galle tragen Phospholipide und Gallensäuren bei. Falls der Quotient $\frac{PL + GS}{Chol}$ zu klein wird, kommt es zur Cholesterinausfällung und zur Cholelithiasis (Abb. **8**).

Das Cholesterin im Serum findet sich demnach hauptsächlich (80 bis 90%) in *LDL,* die nach derzeitigem Kenntnisstand als Endprodukte des Lipoproteinabbaus im Blut angesehen werden müssen. Interessanterweise bestehen hier ausgeprägte Speziesunterschiede. So kommt es beispielsweise bei der Ratte zum raschen weiteren Abbau der LDL, so daß das mengenmäßig wichtigste Lipoprotein der Ratte (einer gegenüber der Arteriosklerose sehr resistenten Tierart) HDL darstellt.

Phospholipide

Die Phospholipide sind in erster Linie Bau- und Funktionselemente subzellulärer Strukturen. Ihre klinische Bedeutung ist derzeit gering (s. Lipidspeicherkrankheiten). Die immer weiter in die molekulare Ebene vordrängende Forschung verspricht jedoch neue Erkenntnisse, die insbesondere wegen der diätetischen Beeinflußbarkeit der Phospholipide auch für die klinische Praxis bedeutsam werden könnten. Früher wurde der Quotient Cholesterin/Phospholipide als Maß der „Cholesterinlöslichkeit" verwendet. Erhöhte Werte finden sich bei der familiären Hypercholesterinämie und erniedrigte Werte bei der familiären Hyperalphalipoproteinämie. So war dieser Quotient ein Vorläufer des HDL-Cholesterins (die HDL transportieren einen großen Teil der Serumphosphatide), welches heute so viel Aufmerksamkeit beansprucht.

Apolipoproteine

Die Apolipoproteine für die Synthese der lipidtransportierenden Lipoproteine (Chylomikronen und VLDL) werden durch die HDL (High-density-lipoproteins) bereitgestellt oder am Entstehungsort von Chylomikronen und VLDL synthetisiert. Die HDL entstehen in der Leber und in der Darmwand als scheibenförmige („disk“ oder „native“) Partikel und nehmen während ihrer Passage durch Lymphe und Blut verschiedene Apoproteine sowie Lipide auf. Nachdem sie sich an den Zellen der Peripherie mit Cholesterin beladen haben, gelangen sie in der Folge als „reife“, abgerundete HDL zurück zur Leber, dem hauptsächlichen Ort ihres Katabolismus. Auch Protein-Phosphatid-

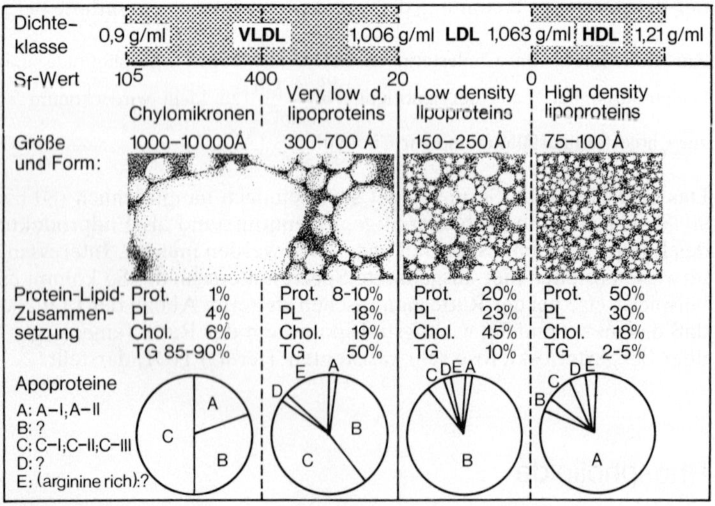

Elektrophoretische Mobilität	Chylo	prä-ß	ß	α
Ort der Bildung	Darm	Leber (Darm)	Blutbahn(?)	Leber
Hauptsächliche Lipide innen	TG	TG	CE	PC
außen	UC	UC, PC	UC, PC, S	UC, PC
Einwirkende Enzyme	LPL	LPL	LCAT (?)	LCAT

Abb. **9** Charakteristik der normalen Plasmalipoproteine. Bei den Apolipoproteinen sind die Untereinheiten, soweit bekannt, angegeben (nach *Seidel* und *Bierman*). Abkürzungen s. 2. Umschlagseite

micellen, die beim Abbau von Chylos und VLDL entstehen, gelangen in den HDL-Pool.

Apolipoproteine funktionieren als Aktivatoren (Apo C-II) und Inhibitoren (Apo C-III) lipolytischer Enzyme und regeln dadurch den Katabolismus von Chylomikronen und VLDL. Das Apoprotein A-I stellt einen Kofaktor der LCAT dar, die für die Veresterung des Cholesterins im Plasma verantwortlich ist. Varianten von Apo A mit teilweise familiärem Vorkommen (Apo A Milano, Marburg) sind in ihrer Bedeutung noch nicht abzuschätzen. Apoprotein B vermittelt die

Tabelle **1** Plasmalipoproteinkonzentrationen (als Cholesteringehalt ausgedrückt) mg/100 ml (Umrechnungsfaktor in mmol/l: 0,0259) Mittelwert ± SD (aus *D. S. Fredrickson, R. I. Levy:* The Metabolic Basis of Inherited Disease. McGraw Hill, New York 1972)

Alter (Jahre)	Geschlecht	VLDL Cholesterin	LDL Cholesterin	HDL Cholesterin	n
0–19	M	12 ± 8	103 ± 29	51 ± 13	72
	F	12 ± 8	103 ± 25	54 ± 18	71
	zusammen	12 ± 8	103 ± 27	52 ± 13	143
20–29	M	16 ± 9	115 ± 24	49 ± 11	47
	F	16 ± 12	108 ± 33	56 ± 13	41
	zusammen	16 ± 10	112 ± 29	52 ± 12	88
30–39	M	19 ± 8	130 ± 32	46 ± 11	38
	F	15 ± 11	119 ± 34	57 ± 17	29
	zusammen	17 ± 9	126 ± 33	51 ± 15	67
40–49	M	22 ± 13	142 ± 27	48 ± 13	25
	F	17 ± 8	129 ± 32	65 ± 14	34
	zusammen	19 ± 11	134 ± 30	58 ± 16	59
50–59	M	25 ± 7	156 ± 28	42 ± 8	14
	F	26 ± 16	167 ± 32	49 ± 13	10
	zusammen	25 ± 11	161 ± 30	45 ± 11	24

Grenzwerte

				F	M
0–19		5–25	50–170	30–70	30–65
20–29		5–25	60–170	35–75	35–70
30–39		5–35	70–190	35–80	30–65
40–49		5–35	80–190	40–85	30–65
50–59		10–40	80–210	35–85	30–65

Tabelle **2** Angaben für Erwachsene (20–50 Jahre). Normalwerte für Gesamtcholesterin und LDL-Cholesterin sind altersabhängig, für HDL-Cholesterin geschlechtsabhängig (nach *Assmann*)

	kein Risiko		Verdachtsbereich+		behandlungsbedürftig	
	mmol/l	mg/dl	mmol/l	mg/dl	mmol/l	mg/dl
Triglyzeride	< 1,7	< 150	1,7–2,3	150–200	> 2,3	> 200
Gesamtcholesterin	< 5,7	< 220	5,7–6,7	220–260	> 6,7	> 260*
LDL-Cholesterin	< 3,9	< 150	3,9–4,9	150–190	> 4,9	> 190
	prognostisch günstig		Standardrisiko		Risikoindikator	
HDL-Cholesterin[1]	> 1,4	> 55	0,9 –1,4	35–55	< 0,9	< 35
HDL-Cholesterin[2]	> 1,7	> 65	1,16–1,7	45–65	< 1,16	< 45

+ Behandlungsbedürftigkeit abhängig vom klinischen Gesamtbild

[1] = Werte für Männer, [2] = für Frauen

* Der Wert von 6,7 mmol/l (260 mg/dl) gilt nur als behandlungsbedürftig, wenn LDL-Cholesterin > 4,9 mmol/l (> 190 mg/dl)

Bindung an den LDL-Zellrezeptor. Mittlerweile sind mehrere Apolipoprotein-Mangelsyndrome bekannt (s. S. 32). Apo E scheint hauptsächlich am Stoffwechsel triglyzeridreicher Lipoproteine beteiligt und ist bei der Typ-III-Hyperlipoproteinämie verändert; daneben bindet Apo E auch an den LDL-Rezeptor. Der Austausch von Cholesterinestern zwischen Plasmalipoproteinen scheint eine Funktion von Apo D zu sein.

Eine Synopse über die Zusammensetzung der Serumlipoproteine geben die Abb. **9** und die Tab. **1**.

Grenzwerte für das HDL-Cholesterin in der BRD, ermittelt mit der Phosphorwolframsäurepräzipitationsmethode bei Betriebsuntersuchungen, finden sich in der Tab. **2**.

Einteilung der Fettstoffwechselstörungen

Hyperlipidämien

Eine *Einteilung* der Fettstoffwechselstörungen läßt sich *aufgrund der im Blut vermehrt oder vermindert vorkommenden Fettstoffe, der Lipide,* treffen. Man spricht dann von Hyperlipidämien oder Hypolipidämien und kann noch weiter differenzieren, z. B. die Hyperlipidämien in Hypertriglyzeridämien, Hypercholesterinämien, Hyperphospholipidämien und Hyperlipazidämien (Vermehrung freier Fettsäuren). Bei den Hypertriglyzeridämien schließlich kann man solche unterscheiden, bei denen exogene Triglyzeride (aus der Nahrung stammende Triglyzeride) vermehrt zirkulieren, und solche, bei denen endogene Triglyzeride (aus der endogenen Synthese in Fettgewebe und Leber) vermehrt sind.

Hyperlipoproteinämien

Die *alternative Einteilung* basiert auf der Tatsache, daß die genannten Lipide im Blut als *Lipoproteine* (LP) vorkommen, eine Vermehrung oder Verminderung der Lipide also einer Vermehrung oder Verminderung von Lipoproteinen entspricht. Diese Einteilung der Fettstoffwechselstörungen mit erhöhten Blutfetten als Hyperlipoproteinämien (HLP) wurde in den USA von Fredrickson u. Mitarb. (1965) eingeführt, nachdem als Ergänzung der komplizierten, teuren und zeitaufwendigen Ultrazentrifugation zur Lipoproteinauftrennung und -messung eine einfache elektrophoretische Methode für die Darstellung der LP entwickelt worden war. Eine derartige Einteilung der Fettstoffwechselstörungen als HLP wurde von einer Arbeitsgruppe der WHO als Vorschlag für eine einheitliche Nomenklatur auf diesem Gebiet empfohlen (Abb. **10**a).

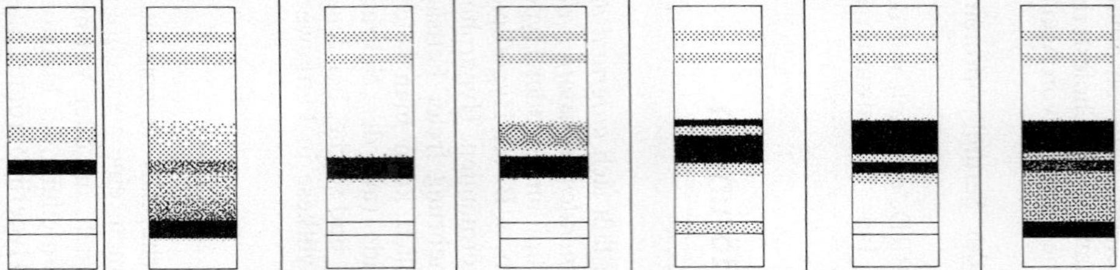

Lipoproteinmuster: α, Prä-β, β, Chylomikronen (Start)							
Typ	normal	I	II a	II b	III	IV	V
Synonyma		fettinduzierte Hypertriglyzeridämie, Hyperchylomikronämie	Hypercholesterinämie	gemischte Hyperlipidämie	«broad-β-disease»	endogene Hypertriglyzeridämie	endogen-exogene Hypertriglyzeridämie
Klinik: Vorkommen		sehr selten	etwa 10%	etwa 15%	< 5%	etwa 70%	< 5%
Xanthome		eruptiv	tendinös, tuberös	tendinös, tuberös	plan, tuberoeruptiv	tuberoeruptiv	tuberoeruptiv
Arteriosklerose		–	+++	+++	+++	++	+
Labor: Serum		milchig	klar	klar bis trüb	klar bis trüb	klar bis milchig	trüb bis milchig
Triglyzeride		↑	normal	↑	↑	↑	↑
Cholesterin		normal	↑	↑	↑	normal oder	normal oder ↑
LDL-Chol		↓	↑	↑	n	↓-n	↓-n
HDL-Chol		↓	n	↓ n	↓-n	↓-n	↓
Triglyzeride/Cholesterin		> 8	< 2	~ 1	1-2	1-5	> 5
Lipoproteinlipase		↓	normal	normal	normal	normal	normal oder ↓
Glukosetoleranz		normal	normal	häufig ↓	häufig ↓	häufig ↓	häufig ↓
Therapie: Diät		extrem fettarm	fettmodifiziert cholesterinarm	fettmodifiziert cholesterin- und kalorienarm Zucker ↓	kalorien- und cholesterinarm fettmodifiziert Zucker ↓	kalorien- und cholesterinarm fettmodifiziert Zucker ↓	kalorien- und fettarm Zucker ↓
Medikamente			Cholestyramin Nikotinsäure D-Thyroxin Sitosterin	Nikotinsäure Clofibrat o. ä. D-Thyroxin Sitosterin	Clofibrat o. ä. Nikotinsäure	Clofibrat o. ä. Nikotinsäure	Clofibrat o. ä. Nikotinsäure

Abb. **10a** Primäre Hyperlipoproteinämien (nach *Fredrickson* u. *Levy*). Das Aussehen des Serums gibt die Abb. **10b** (Farbtafel I) wieder

Sowohl Fredrickson als auch die Arbeitsgruppe der WHO haben neben den Vorteilen auch auf die Problematik dieses Einteilungsschemas hingewiesen. Die Feststellung eines bestimmten Lipoproteinmusters ist rein deskriptiv. Sie erlaubt daher im allgemeinen weder eine Differenzierung sekundärer und primärer Hyperlipoproteinämien noch eine sichere Aussage zur Ätiologie und Pathogenese für das Zustandekommen eines bestimmten Lipoproteinmusters. So lassen sich häufig bei *einer* Erkrankung (z. B. dem nephrotischen Syndrom) oder bei Familienmitgliedern mit *einer* genetisch determinierten HL-Form unterschiedliche LP-Muster nachweisen, und umgekehrt kann *ein LP-Muster* durch verschiedenartige Ursachen zustande kommen (z. B. ein Typ-IV-Muster durch Überproduktion oder durch den gestörten Katabolismus der VLDL oder ihrer Komponenten). Ferner können exogene Einflüsse, insbesondere seitens der Ernährung oder körperlichen Aktivität, kurzzeitig und langfristig zu Änderungen der Lipoproteinmuster führen.

Die Quantifizierung der Lipoproteine in der Praxis ist immer noch problematisch. Die quantitative Auswertung der Lipoproteinelektrophorese versagt bei massiven Hyperlipoproteinämien und bei abnormen LP-Mustern, so daß Untersuchungen mit der aufwendigen präparativen oder sogar analytischen Ultrazentrifuge erforderlich werden. Präzipitationsverfahren für apolipoprotein-B-haltige Lipoproteine lassen HDL im Überstand und ermöglichen eine direkte Bestimmung des HDL-Cholesterins sowie eine Berechnung des LDL-Cholesterins. Solche Methoden finden derzeit bei epidemiologischen Studien weltweit Anwendung, sind aber für die Ermittlung individueller HDL-Konzentrationen infolge häufig unzureichender Präzision noch problematisch.

Insbesondere für die Praxis sind daher quantitative Feststellungen zum Lipidstatus derzeit in der Regel nur für die Lipidkomponenten der Lipoproteine, also für Cholesterin und Triglyzeride empfehlenswert. Hinzu kommt in Ausnahmefällen (grenzwertiges Gesamtcholesterin) die (dann wiederholte!) Messung des HDL-Cholesteringehaltes. Die dann mögliche Errechnung des LDL-Cholesterins (s. S. 25) ist zur Risikoeinschätzung bei älteren Männern (> 60 Jahre) erforderlich. Dieser Tatsache, daß sich Diagnostik und Therapiekontrolle in der Praxis an den meßbaren Parametern orientieren müssen, wird in der vorliegenden Monographie insofern Rechnung getragen, als die Einteilung der Fettstoffwechselstörungen primär aufgrund der vermehrten Lipide vorgenommen wird. Eine Synopse der beiden Systeme bringt die Übersicht auf der 3. Umschlagseite.

Weitere Fortschritte in der Aufklärung der Pathophysiologie einzelner Fettstoffwechselstörungen und in der Analytik der Lipoproteine und ihrer Komponenten werden es einmal ermöglichen, eine bessere, weil pathogenetisch orientierte Einteilung der HL oder HLP zu treffen und ihre Realisierung in der ärztlichen Alltagsarbeit gewährleisten.

Diagnostik der Hyperlipidämien

Anamnese und Untersuchung

(Tab. **3**)

Prinzipiell sind Anamnese und Untersuchung bei Patienten mit Fettstoffwechselstörungen unter besonderer Beachtung der anderen kardiovaskulären Risikofaktoren nach allgemeinen internistischen Gepflogenheiten durchzuführen. In der *Anamnese* soll nach klinischen Manifestationen der Arteriosklerose (Angina pectoris, Herzinfarkt, periphere Durchblutungsstörungen bzw. Claudicatio intermittens), nach rezidivierenden Oberbauchbeschwerden durch Pankreatitis und nach familiärer Häufung dieser Krankheiten gefragt werden.

So ist das Infarktrisiko 5mal größer, wenn ein männliches Familienmitglied vor dem 55. Lebensjahr einen koronaren Herztod erlitt.

Tabelle **3** Anamnese und Untersuchung bei Hyperlipidämien

Anamnese:	Beschwerden seitens des kardiovaskulären Systems (Angina pectoris, Claudicatio intermittens). Liegen andere Risikofaktoren vor? Stoffwechselkrankheiten? Durchgemachter Herzinfarkt, Schlaganfall, Alkohol, Zigaretten. Medikamente („Pille“, Kortikosteroide, Diuretika). *Familie:* Hyperlipidämie, Diabetes, Hochdruck, Gicht, „Herztod“ vor dem 55. Lebensjahr.
Befund:	Größe/Gewicht/Blutdruck. Arcus lipoides, Xanthelasmen, Xanthome, Struma, Leber, Pulsstatus (Palpation und Auskultation).
Labor:	BKS, TG, Cholesterin-, evtl. Lipoproteinuntersuchungen. Blutzucker, Glukosetoleranztest, Harnsäure, Harnstoff/Kreatinin, Urinstatus, T_3/T_4-Test, GOT/GPT.
Technische Untersuchung:	EKG, Evtl. Oszillogramm/Doppler.

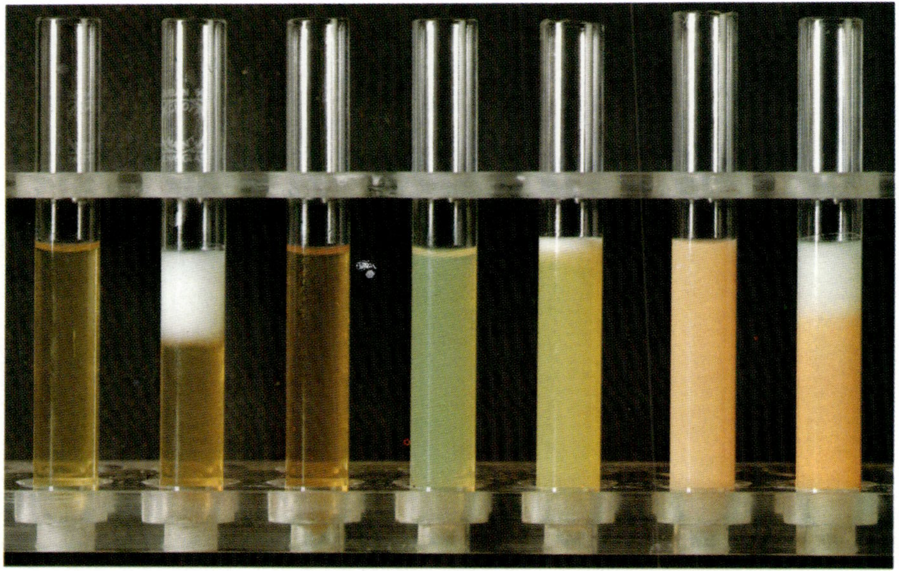

Abb. **10**b
Aussehen des Serums bei verschiedenen Hyperlipoproteinämien:
1) normal, 2) massive Chylomikronämie (Typ-I-Hyperlipoproteinämie), 3) Vermehrung der β-Lipoproteine (Typ-II-a-Hyperlipoproteinämie), 4) β- u. prä-β-Lipoproteine vermehrt (Typ-II-b-Hyperlipoproteinämie), 5) IDL vermehrt, Chylomikronämie (Typ-III-Hyperlipoproteinämie), 6) Prä-β-Lipoproteine vermehrt (Typ-IV-Hyperlipoproteinämie), 7) Prä-β-Lipoproteine vermehrt, Chylomikronämie (Typ-V-Hyperlipoproteinämie) (Foto: Boehringer, Mannheim)

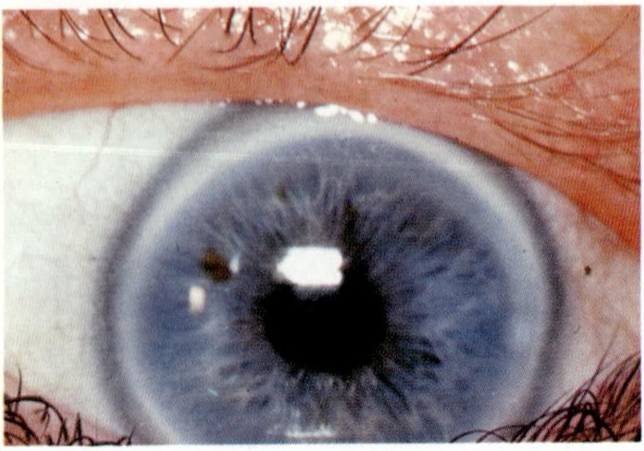

Abb. **11** a
Arcus lipoides corneae bei familiärer Hypercholesterinämie (heterozygoter Patient)

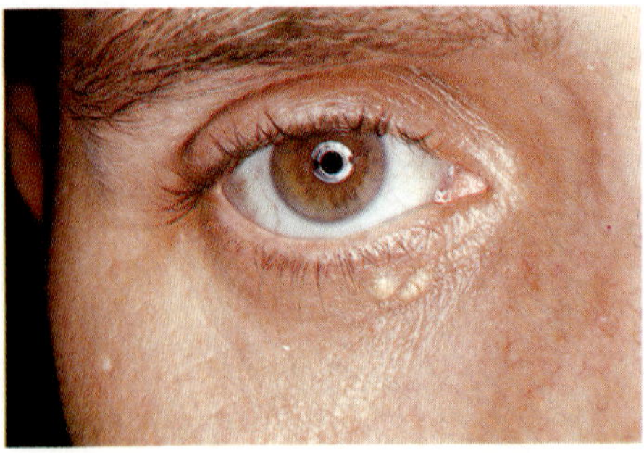

Abb. **11** b
Xanthelasmen bei familiärer Hypercholesterinämie (heterozygoter Patient)

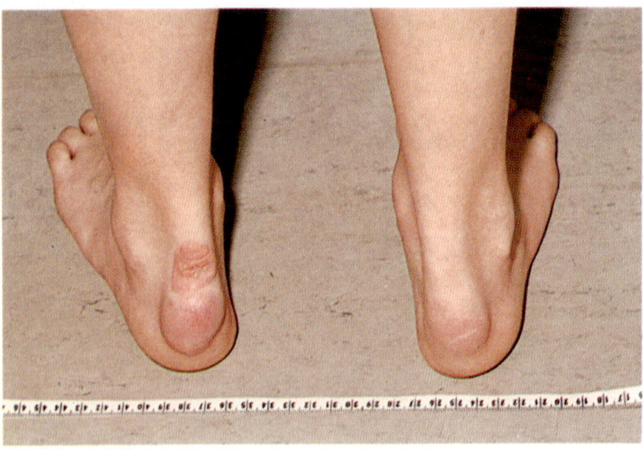

Abb. **11** c
Sehnenxanthome bei familiärer Hypercholesterinämie (homozygotes Kind)

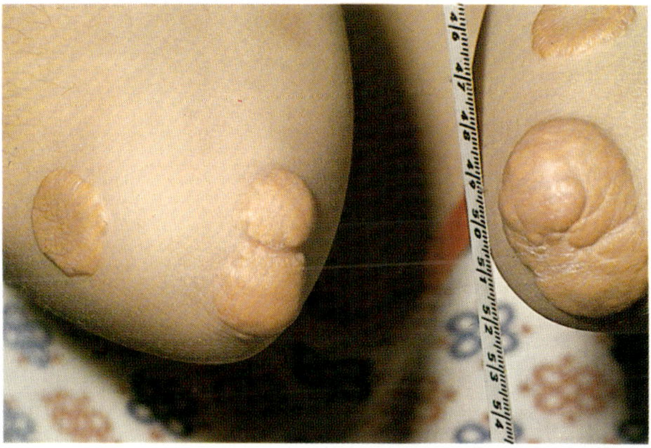

Abb. **11**d Tuberöse Xanthome bei familiärer Hypercholesterinämie (homozygotes Kind)

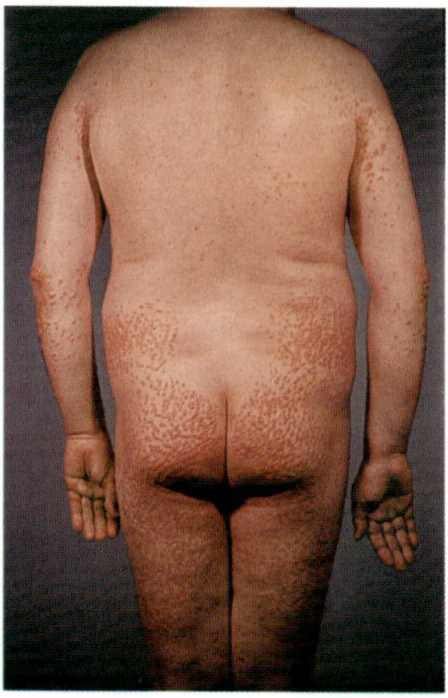

Abb. **11**e
Eruptive Xanthomatose bei Hyperchylomikronämie (Typ-V-Muster)

TAFEL IV

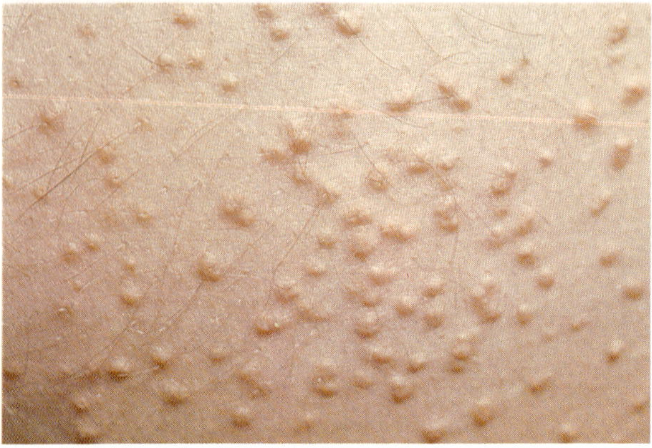

Abb. **11**f Eruptive Xanthome

Ursachen sekundärer Hyperlipidämien (s. S. 57) sind zu berücksichtigen. Extreme Ernährungsgewohnheiten sollten erfaßt werden (Alkoholkonsum, „Eierkur"). Eine Medikamentenanamnese ist notwendig (Kontrazeptiva, Diuretika, Kortikosteroide, s. S. 69).

Bei der *körperlichen Untersuchung* können Xanthome (Achillessehne, Ellbogen, Handstreckersehnen, eruptive Xanthome am Stamm), Xanthelasmen am Auge oder ein Arcus senilis corneae spezifische Hinweise auf das Vorliegen einer Hyperlipidämie geben (Abb. **11**, Farbtafel II–IV).

An dieser Stelle soll darauf hingewiesen werden, daß die operative Entfernung oder Bestrahlung von Xanthomen z. B. an der Achillessehne sinnlos ist, da sie nachwachsen; bei einem unserer Patienten hat sich sogar ein Narbenkarzinom entwickelt. Bei konsequenter Behandlung der Fettstoffwechselstörung sistiert das Xanthomwachstum; vielfach kommt es zum völligen Verschwinden der Läsionen.

In anderen Fällen sind Stenosegeräusche über den Karotiden oder Femoralarterien oder fehlende Fußpulse richtungweisend. Eine Lipaemica retinalis am Augenhintergrund gehört zu den Raritäten. Bei den meisten Patienten mit Hyperlipidämien ist jedoch der Untersuchungsbefund unauffällig.

Die Lipide des Arcus senilis corneae stammen aus dem Serum. Bei Personen unter 50 Jahren ist der Arkus Indikator eines verdoppelten Risikos für Myokardinfarkte. Das Auftreten korreliert mit Alter, Cholesterinspiegel und Rauchgewohnheiten. Bei Personen über 50 Jahren (Arcus senilis corneae) ist die prognostische Bedeutung gering.

Lipidstatus

Voraussetzung für Lipid- und Lipoproteinanalysen ist aus Standardisierungsgründen die *Blutentnahme im Nüchternzustand,* d. h. 12 bis 14 Std. nach der letzten Mahlzeit. In diesen Stunden sind nur noch kalorienfreie Getränke (kein Alkohol) erlaubt.

Während Gesamt-, LDL- und HDL-Cholesterin keine nennenswerten Tagesschwankungen aufweisen, zeigen Triglyzeride (Chylomikronen, VLDL) ausgeprägte Tagesschwankungen in Abhängigkeit von der Ernährung. Nach einer einzelnen Mahlzeit liegt das Maximum der postprandialen Lipämie je nach Fettmenge bei 6–8 Std. Der Verlauf der alimentären Lipämie bei gesunden Versuchspersonen und normaler Ernährung ist in der Abb. **12** anhand der Triglyzeridspiegel wiedergegeben. Der Vertrauensbereich von 95% liegt ca. 2 Std. nach der Abendmahlzeit bei 2,5 mmol/l (220 mg/dl); darüberliegende Werte deuten demnach auf das Vorliegen einer Nüchternhyperlipidämie hin. Der diurnale Verlauf der Triglyzeridspiegel kann eindrücklich durch Variation des Fett-Kohlenhydrat-Verhältnisses in der Ernährung modifiziert werden; bei fettarmer, kohlenhydratreicher Kost (Vegetarier!) können die postprandialen Triglyzeridwerte sogar niedriger als die Nüchterntriglyzeride sein; andererseits

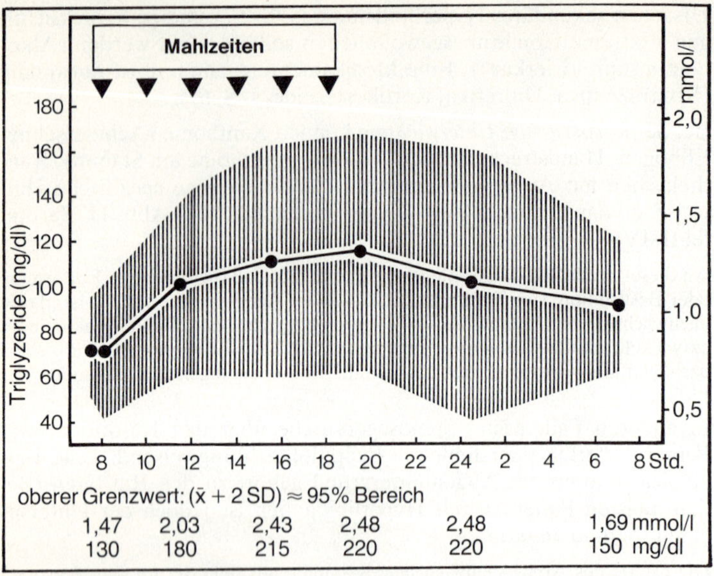

Abb. **12** Tagesprofile von Plasmatriglyzeriden bei Normalpersonen (Mittelwerte und Standardabweichungen). Die *Normalwerte* für postprandiale Triglyzeridspiegel (Mittelwert und 2 Standardabweichungen) sind bei den entsprechenden Zeiten angegeben

kann abendlicher Alkoholkonsum das Maximum der Triglyzeridspiegel in die Nachtstunden verlegen.

Eine zutreffende Klassifizierung von Hyperlipidämien bzw. Hyperlipoproteinämien setzt *Gewichtskonstanz und normale Ernährung* voraus. Gewichtszu- oder -abnahme in den Tagen vor Erstellung des Lipidstatus führt zu Veränderungen vorwiegend der Triglyzeridspiegel, ebenso wirken Alkoholexzesse. Der übliche Alkoholkonsum des zu Untersuchenden soll jedoch bis zum Vorabend der Erstuntersuchung beibehalten werden.

Akute und deutliche Veränderungen der Lipide und Lipoproteine werden durch Änderungen der *Körperlage* bewirkt.

Dieser Effekt beruht auf Veränderungen des Plasmavolumens und tritt sinngemäß ebenso bei starker Stauung zur Blutentnahme auf (parallel zur Hämatokritveränderung). Dabei werden vorwiegend Partikel betroffen, die wegen ihrer Größe nicht frei mit dem Extrazellulärraum kommunizieren. Dazu gehören auch die Lipoproteine. Cholesterin steigt demnach vom Liegen zum Stehen oder bei starker venöser Stauung um etwa 10% an, während Glukose und Insulin nicht verändert werden. Diese Schwankungen des Cholesterinspiegels können bei Hypoalbuminämie und bei Hypertonie noch wesentlich verstärkt sein.

Als Konsequenz für die Praxis ergibt sich, daß insbesondere für die Langzeitbeobachtung die genannten Bedingungen möglichst konstant gehalten werden (z. B. Blutentnahme immer im Sitzen aus möglichst ungestauter Vene).

Im Jahresverlauf ändert sich der Cholesterinspiegel um etwa 1,0 mmol (40 mg)/100 ml. Das Minimum ist im Frühsommer, das Maximum im November bis Januar. Innerhalb der Woche sind am Wochenbeginn in einem größeren Kollektiv um 0,26 mmol/l (10 mg/dl) höhere Cholesterinspiegel festgestellt worden als während der Woche, was unschwer mit der *Ernährungspathologie* des Wochenendes zu erklären ist.

An dieser Stelle muß auch auf *Veränderungen der Lipide im Rahmen anderer Erkrankungen* eingegangen werden. Besonders bei Patienten mit frischem Myokardinfarkt, ein häufiger Anlaß zur erstmaligen Bestimmung der Blutlipide, sind die Veränderungen bis 8 Wochen nach Eintritt des akuten Ereignisses nicht zu verwerten. Unmittelbar nach dem Infarkt kommt es zu einem steilen Anstieg der freien Fettsäuren, gefolgt von einem Abfall des Cholesterins (LDL) in den ersten 2 Wochen und einem Anstieg der Triglyzeride (VLDL) mit einem Maximum in der 3. Woche. In vielen Untersuchungen über Risikofaktoren sind diese Phänomene nicht beachtet worden. Fieberhafte Infektionskrankheiten, schwere Traumen und Verbrennungen führen ebenfalls zu einem Abfall des Cholesterins (LDL).

Bevor also die Laborfehlerbreite berücksichtigt werden muß, ist mit erheblichen externen Einflüssen auf die meßbaren Parameter des Lipidstoffwechsels zu rechnen. Hieraus ergibt sich für die Praxis, wie schwierig akkurate Verlaufsbeobachtungen sind. *Ausgangswerte müssen unbedingt mehrmals gemessen werden,* und auch die *Erfolgsbeurteilung jeglicher therapeutischer Maßnahme erfordert eine Bestätigung.*

Welche Lipidanalysen sind erforderlich?

Für die Praxis genügt im allgemeinen die Bestimmung von *Triglyzeriden und Cholesterin* aus Serum oder Plasma.

Die Proben halten sich im Kühlschrank bei etwa +4 °C einige Tage. Für eine längere Aufbewahrung sollte das Serum tiefgefroren werden. Dann können sich allerdings die Lipoproteinmuster verändern.

Ein Versand von Seren mit der Post ist möglich. Abhängig von der Versanddauer und der Temperatur (Hochsommer) kommt es jedoch zur Hydrolyse von Triglyzeriden, Veränderungen von Lipoproteinen und Bakterienwachstum.

Für die *Lipidbestimmungen* werden *fotometrische Verfahren* verwendet, die einen mittleren Laboraufwand erfordern und auch halb- oder vollautomatisch durchgeführt werden können.

Bei der Bestimmung der *Triglyzeride* wird der Glyzerinanteil meist enzymatisch gemessen.

Für die Bestimmung des *Cholesterins* sind Farbreaktionen mit Eisenchlorid und Schwefelsäure oder jetzt auch enzymatische Verfahren gebräuchlich. Letztere ergeben ca. 4% niedrigere Werte als erstere.

Die Phosphatbestimmung beruht auf der Messung des Lipidphosphors. Sie ist in der Praxis selten erforderlich.

Die Bestimmung der *freien Fettsäuren* kann titrimetrisch oder kolorimetrisch erfolgen. Sie ist für die Praxis nicht erforderlich.

Kommerzielle Testkombinationen sind erhältlich für Triglyzeride, Cholesterin und Phosphatide.

Lipoproteindiagnostik

Eine suffiziente Lipoproteindiagnostik ist im allgemeinen dem Speziallabor vorbehalten.

Eine *orientierende Beurteilung des Lipoproteinmusters* ist in einigen Fällen durch Inspektion des Serums möglich. Das *Aufrahmen* einer Fettschicht nach 12stündigem Stehen im Kühlschrank spricht für das Vorhandensein von Chylomikronen, eine mehr oder weniger diffuse, nicht aufrahmende Serumtrübung für eine Vermehrung von VLDL (vgl. Abb. **10**b, Farbtafel I). Bei isolierten Hypercholesterinämien und bei Hypertriglyzeridämien (VLDL) bis etwa 4,5 mmol/l (400 mg/100 ml) ist das Nüchternserum unauffällig.

Die Auftrennung der verschiedenen Lipoproteine beruht auf deren unterschiedlichen physikochemischen Eigenschaften. Bei der *Ultrazentrifugation* wird die unterschiedliche Dichte der Lipoproteine (vgl. Abb. **9**) ausgenutzt, um in einem ersten Lauf bei der Dichte des Serums 1,006 g/ml die VLDL (d < 1,006 g/ml), die nach oben flotieren, von den restlichen Lipoproteinen zu trennen. Der Unterstand kann nochmals bei einer Dichte von 1,063 g/ml zentrifugiert werden. Es finden sich dann die LDL im Überstand und die HDL im Unterstand mit den übrigen Serumeiweißen. Mit einer nochmaligen Ultrazentrifugation können dann schließlich die HDL von den übrigen Serumproteinen abgetrennt werden. Üblicherweise wird jedoch nach Abtrennung der VLDL der Unterstand der Dichte > 1,006 g/ml mit Heparin/Magnesiumchloridlösungen behandelt. Dabei präzipitieren die LDL; im Überstand verbleiben HDL, deren Lipidgehalt analysiert wird. Der Lipidgehalt der LDL wird rechnerisch ermittelt:

Cholesterin (LDL) = Cholesterin (LDL + HDL, also Unterstand d > 1,006) – Cholesterin HDL. Bei diesem methodischen Vorgehen liegen die Werte für HDL-Cholesterin 15% niedriger als bei der klassischen Ultrazentrifugation.

Eine annäherungsweise Ermittlung des LDL-Cholesterins erfolgt durch Präzipitation apo-Lipoprotein-B-haltiger Lipoproteine (LDL und VLDL) mit Phosphorwolframsäure. HDL verbleiben im Überstand; der Cholesteringehalt im

Überstand entspricht demnach dem HDL-Cholesterin. VLDL-Cholesterin wird aus dem Wert für Gesamttriglyzeride ermittelt nach

$$\text{VLDL-Chol} = \frac{TG}{5}$$

$$\text{LDL-Chol} = \text{Gesamtchol} - (\frac{TG}{5} + \text{HDL-Chol})\ \text{(Friedewald-Formel).}$$

Bei der *Lipoproteinelektrophorese* (vgl. Abb. **10**a) (Agarose, Zelluloseazetat oder Papier) werden die Lipoproteine abhängig von Größe und Ladung, letztere gegeben durch den Apolipoproteingehalt, aufgetrennt. Für Klinik und Speziallabors stehen Verfahren zur selektiven *Präzipitation* einzelner Lipoproteinklassen *durch Polyanionen* oder *durch immunologische Methoden* zur Verfügung. Die Bestimmung der Apoproteine geschieht heute vorwiegend mittels radialer Immunodiffusion (Mancini-Technik) oder durch Radioimmunoassay- oder Elektroimmunodiffusionsverfahren (Rocket-Technik). Probleme mit der Standardisierung dieser Verfahren machen den Vergleich solcher Apoproteinmessungen heute noch sehr schwierig, so daß man hier noch nicht von Routinemethoden sprechen darf. Schließlich wird in der modernen Lipoproteinforschung mit Hilfe von Polyakrylamidgelelektrophoresen und anderen proteinchemischen Methoden der *Proteingehalt der Lipoproteine* analysiert, um Art und Gehalt an Apolipoproteinen zu messen.

Beeinflussung von Laborparametern durch vermehrte Plasmalipide bzw. Lipoproteine

Verschiedene Mechanismen können bei Fettstoffwechselstörungen zu falsch-positiven oder falsch-negativen Werten anderer Laboruntersuchungen führen. Bei trübem Serum werden fast alle *fotometrischen Methoden* (besonders im kurzwelligen Bereich) empfindlich gestört, was sich besonders nachteilig bei der *Enzymdiagnostik* akuter Erkrankungen wie Herzinfarkt, Hepatitis und Pankreatitis, die wiederum häufig mit Fettstoffwechselstörungen einhergehen, bemerkbar macht. Mit Hilfe einer einfachen Polyanionenpräzipitation kann man die störenden Lipoproteine entfernen. 10 Vol% einer Mischung von Liquemin (500 IE/ml, 2,5%) und Magnesiumchlorid (1 mol/l = 95 g/l) zugeben, mischen und 5 Min. stehenlassen. 10 Min. bei 3000 rpm zentrifugieren, filtrieren und aus dem Filtrat die Enzyme bestimmen (Verdünnungsfaktor 1,1). Damit erhält man korrekte Werte für SGOT, SGPT, CPK, GGT, alkalische Phosphatase, LAP, LDH, während die saure Phosphatase und die Amylasewerte auch auf diese Weise nicht korrekt bestimmt werden können. Speziell für die Amylase kommt es bei Triglyzeridkonzentrationen zwischen 5,6 und 68 mmol/l (500 und 6000 mg/dl) zu falsch-negativen Resultaten. Durch

Verdünnen der Proben mit 0,9% (154 mmol/l) NaCl 1 : 10 oder 1 : 20 sind die Amylasewerte richtig. Übrigens ergibt auch die Urinamylasebestimmung falsch-negative Werte. Gerade in Fällen von Pankreatitis durch Hyperlipoproteinämien, wo das klinische Bild eines akuten Abdomens eine Laparatomie bei normalen Amylasewerten veranlassen kann, ist die Kenntnis solcher Zusammenhänge von entscheidender Bedeutung. Die Lipasebestimmung ist ungestört.

Eine andere Ursache haben die bei schweren Fettstoffwechselstörungen zu niedrigen Ergebnisse der *Serumelektrolytbestimmung* („Pseudohyponatriämie"). Bei diesen im Serum gelösten Substanzen ergibt sich durch massive Lipämie eine mehr oder weniger starke Verdünnung. Eine einfache Rechnung zeigt, daß bei Triglyzeridspiegeln von 113 mmol/l (10 000 mg/dl) in 100 ml Serum ca. 10 ml Fett enthalten ist. Natrium und Kalium sind demnach nur in den restlichen 90 ml verteilt und werden 10% zu niedrig gemessen (bei Pipettierung von 1 ml Serum werden ja nur 0,9 ml Serum und 0,1 ml Fett pipettiert).

Der *Antistreptolysintiter* kann falsch-positiv ausfallen, weil Lipoproteine die Streptolysinwirkung in vitro inhibieren. Ausfällung der Lipoproteine mit Dextransulfat oder Albuminzusatz normalisiert die falsch-positiven Titer. Da nach einer neueren Untersuchung speziell die VLDL verantwortlich sind, sollte auch die oben angegebene Heparin-Magnesium-Chlorid-Präzipitation denselben Effekt haben. Die Häufigkeit falsch-positiver Werte beträgt je nach Typ der Fettstoffwechselstörung zwischen 9 und 27,5%.

Anders zu interpretieren ist die *beschleunigte Blutkörperchensenkungsgeschwindigkeit.* In einer großen schwedischen Studie fand sich bei Männern mit Typ IIa, IIb und IV, bei Frauen zusätzlich bei Typ III, eine im Mittel auf 20–40 mm nach Westergren signifikant beschleunigte BKS. Während zu den einzelnen Lipoproteinfraktionen keine Korrelation herzustellen war, fand sich eine Beziehung zur ST-Strecken-Senkung im EKG.

Eine Beeinflussung von *Gerinnungsfaktoren* bei ausgeprägten Fettstoffwechselstörungen und bei postprandialer Lipämie wurde beschrieben; auch Parameter der Plättchenfunktion sind alteriert. Diese Befunde könnten auch in vivo relevant sein.

Normalwerte von Serumlipiden und Lipoproteinen

Die Diagnosestellung und Differenzierung von Hyperlipidämien hängt naturgemäß von der Definition des Normwertes für Triglyzeride, Gesamtcholesterin und β-Lipoproteincholesterin ab. Diese Definition erfolgt am häufigsten nach einer von zwei der folgenden Methoden:

Tabelle **4** Cholesterin- und Triglyzeridwerte im Serum bei Normalpersonen in mg/dl (Umrechnungsfaktoren in mmol/l: für Cholesterin f = 0,0259; für Triglyzeride f = 0,01129), Mittelwerte und 95 Percentile = „oberer Grenzwert" in Klammern

	Alter (Jahre)	*Fredrickson* u. Mitarb. Gesamt-cholesterin	*Fredrickson* u. Mitarb. LDL-Cholesterin	*Bierman* u. *Glomset* Gesamt-cholesterin	*Hartmann* u. *Werner* Gesamt-cholesterin	*Lund* u. Mitarb. Gesamt-cholesterin
Cholesterin	0–19	175 (230)	108 (170)		(259)	
	20–29	180 (240)	113 (170)	190 (255)	(294)	(262)
	30–39	205 (270)	131 (190)	210 (275)	(331)	(295)
	40–49	225 (310)	129 (190)	220 (285)	(334)	(305)
	50–59	245 (330)	150 (210)	230 (295)	(328)	(305)
	60–			220 (300)		
Triglyzeride	0–19	65 (140)			(249)	
	20–29	70 (140)		70 (150)	(298)	
	30–39	75 (150)		80 (160)	(343)	
	40–49	85 (160)		85 (165)	(308)	
	50–59	95 (190)		100 (180)	(359)	
	60–			105 (185)		

1. die Ermittlung der Verteilung von Lipid- und Lipoproteinkonzentrationen in einer definierten Population (Durchschnittswerte) und Angabe eines oberen Grenzwertes, der üblicherweise durch den 90- bzw. 95%igen Vertrauensbereich gegeben ist und im letzteren Fall dem Mittelwert plus 2 Standardabweichungen entspricht. Diese Methode ist zur Erkennung der Bimodalität einer Verteilung bzw. für die Diagnostik hereditärer Hyperlipoproteinämien nützlich (Tab. **4**). Derartige Normalwerte sind im allgemeinen wesentlich höher als die Soll- oder Idealwerte.

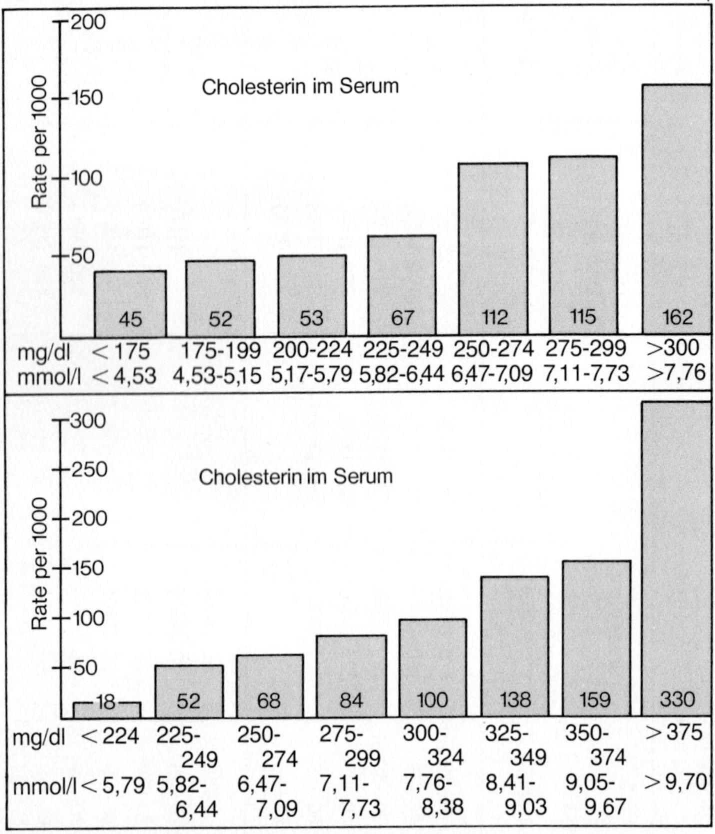

Abb. **13** Anzahl von Herzinfarkten auf jeweils 1000 Männer im Alter von 30–59 Jahren innerhalb eines 10-Jahre-Beobachtungszeitraums (aus *J. Stamler* u. *F. H. Epstein:* Prev. Med. 1 [1972] 27, oben); *K. Westlund* u. *R. Nicolaysen:* Scand. J. Clin. Lab. Invest. Suppl. 30 [1972] 127, unten)

2. die Angabe des *Idealwertes als wünschenswerte Größe* entsprechend dem Idealgewicht. Kriterium ist hier das Risiko für Komplikationen, insbesondere für kardiovaskuläre Erkrankungen. Ein derartiger Idealwert des Cholesterinspiegels liegt nach dem Ergebnis zahlreicher prospektiver Untersuchungen bei maximal 5,20–5,70 mmol/l (200–220 mg/dl), da darüber eine eindeutige Steigerung des kardiovaskulären Risikos nachweisbar ist (Abb. **13**). Für Triglyzeride gilt als normal in diesem Sinne < 1,70 mmol/l (< 150 mg/100 ml) (vgl. Tab. **2**).

Primäre Hyperlipidämien

Klinik, Diagnostik und Therapie der Hypertriglyzeridämien

Definition

Bei dieser Gruppe von Hyperlipidämien sind Triglyzeridspiegel erhöht > 3,2 mmol/l (> 200 mg/100 ml), Cholesterinspiegel normal oder ebenfalls erhöht > 6,7 mmol/l (> 260 mg/100 ml). Das Syndrom umfaßt bezüglich der Lipoproteinmuster, der Genetik und der Ätiologie sehr heterogene Störungen. Nicht selten ist im Einzelfall eine endgültige Differenzierung bezüglich der genannten Kriterien unmöglich. Es gilt im besonderen Maße, daß häufig einerseits ähnliche Lipoproteinmuster bei genetisch und ätiologisch unterschiedlichen Störungen und andererseits verschiedene Lipoproteinmuster bei ein- und derselben familiären Erkrankung beobachtet werden können. Selbst wenn demnach eine befriedigende Differenzierung im Einzelfall nicht oder nur mit Schwierigkeiten möglich sein kann, führt die Kombination von triglyzerid- und cholesterinsenkenden Behandlungsprinzipien häufig zu befriedigenden Therapieerfolgen.

Häufigkeit

Hypertriglyzeridämien sind die häufigsten Hyperlipidämien. Angaben zur Häufigkeit von Hypertriglyzeridämien in der Bevölkerung schwanken zwischen 10–30%. In Kollektiven mit klinischen Manifestationen der Arteriosklerose (koronare Herzkrankheit) sind Hypertriglyzeridämien wesentlich häufiger (Tab. **5**).

Der Vergleich mit den Daten zur Häufigkeit genetisch determinierter Hyperlipidämien (s. S. 31) belegt die Feststellung, daß ein einheitliches genetisches Syndrom nur bei einer Minderzahl von Patienten mit primären Hypertriglyzeridämien bzw. kombinierten Hyperlipidämien besteht.

Tabelle **5** Häufigkeit von Hypertriglyzerid- und Hypercholesterinämien bei degenerativen Gefäßerkrankungen unterschiedlicher klinischer Lokalisation (nach: *Klemens,* 1972 und *Schmidt,* 1972. Aus *D. Undeutsch:* Fettstoffwechselstörungen. Schattauer, Stuttgart 1975)

		Fallzahl	Triglyzeride > 2,3 mmol/l (> 200 mg/100 ml) in %	Cholesterin > 6,7 mmol/l (> 260 mg/100 ml) in %	Cholesterin > 7,8 mmol/l (> 300 mg/100 ml) in %
Vergleichskollektiv	a) alle Altersgruppen	500	16	16	6
	b) unter 50 Jahren	250	11	12	4
	c) über 50 Jahren	250	21	19	8
Herzinfarkt	a) alle Altersgruppen	371	59	51	27
	b) unter 50 Jahren	95	52	56	33
	c) über 50 Jahren	276	61	49	28
Angina pectoris	a) alle Altersgruppen	127	53	55	33
	b) unter 50 Jahren	50	54	70	42
	c) über 50 Jahren	77	53	46	27
periphere arterielle Durchblutungsstörungen	a) alle Altersgruppen	258	43	41	22
	b) unter 50 Jahren	40	55	52	30
	c) über 50 Jahren	218	38	39	21
apoplektischer Insult	a) alle Altersgruppen	104	42	37	19
	b) unter 50 Jahren	31	45	29	19
	c) über 50 Jahren	73	41	41	19

Einteilung

• Lipoproteinmuster

Mit abnehmender Häufigkeit finden sich die in der Tab. **6** gezeigten Merkmale.

Tabelle **6** Lipoproteinmuster bei Hypertriglyzeridämien

Vermehrte Lipoproteine		Hyperlipoproteinämie
Ultrazentrifuge	Elektrophorese	Typ
a) VLDL	prä-β	IV
b) VLDL + LDL	prä-β, β	IIb
c) IDL	floating-β	III
d) VLDL und Chylomikronen	prä-β, Chylomikronen	V
e) Chylomikronen	Chylomikronen	I sehr selten

Häufig verändern sich bei ein- und demselben Patienten die LP-Muster von d) zu a) bzw. a) zu b) und umgekehrt.

• Genetische Klassifizierung

Bei der Mehrzahl von Patienten mit Hypertriglyzeridämie ist analog zum Diabetes vom Erwachsenentyp der Nachweis eines genetischen Defektes nicht möglich, manifestationsfördernde exogene Faktoren überwiegen bei weitem die ebenfalls zu fordernde Disposition. Man unterscheidet:

familiäre Hypertriglyzeridämie (Typ IV, V), autosomal-dominant vererbt, geschätzte Genhäufigkeit 2‰;

familiäre kombinierte Hyperlipidämie (Typ IIa, IIb, IV und V) autosomal-dominant vererbt, geschätzte Genhäufigkeit 3–5‰;

familiäre Hypercholesterinämie (Typ IIb, auch IIa, S. 46) autosomal-dominant oder polygenetisch vererbt, geschätzte Genhäufigkeit 0,2–1%;

familiäre IDL-Hyperlipoproteinämie (Typ III) autosomal-dominant vererbt (selten);

familiäre Chylomikronämien (Typ I, V) autosomal-rezessiv vererbt bei Typ I, verschiedene Störungen bei Typ V (selten).

• Ätiologische Klassifizierung, Pathogenese der Hypertriglyzeridämien

Entsprechend den unterschiedlichen Lipoproteinmustern sind hier sehr verschiedenartige Mechanismen möglich.

Isolierte *Hypertriglyzeridämien* oder kombinierte Hyperlipidämien mit *Vermehrung der VLDL* entstehen nach derzeitiger Kenntnis entweder durch Überproduktion oder verminderten Katabolismus bzw. verminderte Utilisation endogener Triglyzeride oder anderer Komponenten der VLDL. Der Nachweis eines gestörten Triglyzeridumsatzes ist infolge des großen methodischen Aufwandes (Untersuchungen mit markiertem Glyzerin oder Fettsäuren) für klinische Belange nicht möglich. Durch Analysen der Apoproteine konnte kürzlich auch ein familiärer Apoprotein-C_2-Mangel als Ursache einer familiären Hyperlipidämie identifiziert werden.

Wichtigste pathogenetische Faktoren bei der Mehrzahl der Patienten sind Überernährung und Adipositas. Diese Zusammenhänge zwischen dem Gewichtsverlust und den Lipidspiegeln lassen sich sowohl bei Kollektiven (Abb. **14**) als auch im Einzelfalle nachweisen. Während jedoch die Entstehung einer Glukosestoffwechselstörung bzw. eines Diabetes vom Erwachsenentyp mehr mit der Dauer der Adipositas korreliert, scheint für die Entstehung der Hypertriglyzeridämie die Geschwindigkeit der Gewichtszunahme besonders bedeutsam zu sein.

Viele Patienten in unserer Lipidsprechstunde wissen um diese Zusammenhänge, manche erscheinen zu Kontrolluntersuchungen nur nach einigen Fastentagen. Bei Gewichtszunahme können die Lipidspiegel sozusagen an der Waage abgelesen werden.

Infolge einer *Überproduktion* endogener Triglyzeride und damit VLDL kommt es bei der Mehrzahl von Adipösen zu einer relativen

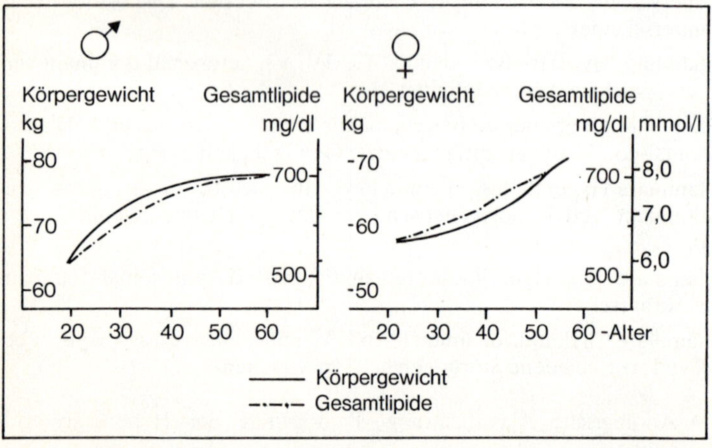

Abb. **14** Parallelität von Gewichtszunahme und Anstieg der Plasmalipidspiegel mit zunehmendem Lebensalter bei Männern und Frauen (aus *G. Hartmann:* Artherosclerosis Bd. III. Springer, Berlin 1974)

Insuffizienz der katabolen Mechanismen und damit zur Dekompensation des Fetttransportsystems. Da die hepatische Triglyzeridsynthese und die Sekretion von VLDL durch die Leber unter zahlreichen physiologischen und pathologischen Bedingungen mit der Konzentration der freien Fettsäuren im Serum korrelieren, kommt dieser Vorläuferfraktion der endogenen Triglyzeride besondere Bedeutung zu. Unter diesem Gesichtspunkt muß der bei Adipositas erhöhten Konzentration freier Fettsäuren besondere Beachtung geschenkt werden. Ähnliche Mechanismen mögen auch der häufig diskutierten Streß-Hyperlipidämie zugrunde liegen.

Auch *katabole Defekte* sind beschrieben. Neben Störungen im Bereich des postheparin-lipolytischen Systems, die allerdings bei üblicher Kost zur Hyperchylomikronämie (Typ-V-Muster) führen, wurde auch eine mangelhafte Inkorporation der beim Lipoproteinabbau freiwerdenden Fettsäuren in das Fettgewebe diskutiert. Für die *kombinierten Hyperlipidämien* mit Vermehrung von *VLDL und LDL (Typ IIb)* dürfte häufig eine Kombination der genannten mit den für die LDL-Vermehrung auf S. 48 geschilderten Mechanismen vorliegen. Dies gilt in besonderem Maße für Patienten mit familiärer Hypercholesterinämie (vermehrten LDL-Konzentrationen durch Abbau- und Synthesestörung), bei denen die zusätzliche Vermehrung von VLDL nur bei einem Teil der befallenen Familienmitglieder beobachtet wird und auch bei ein und demselben Patienten inkonstant nachweisbar ist.

Häufig bleibt nach Behandlung einer Hyperlipidämie mit VLDL- und LDL-Vermehrung (Typ IIb), z. B. durch Gewichtsreduktion, nur eine LDL-Vermehrung übrig; eine Hypercholesterinämie (Typ IIa) wird demaskiert.

Die Ätiologie und die Pathogenese der IDL-Hyperlipoproteinämien beruhen auf einer Störung des sequentiellen Lipoproteinkatabolismus und werden anschließend in einem eigenen Kapitel (s. S. 39) im Zusammenhang behandelt, ebenso wie die Ätiologie bei den mit Chylomikronen im Nüchternserum einhergehenden exogenen Hypertriglyzeridämien. Diese stehen im Zusammenhang mit einer Störung im Bereich des Lipoproteinlipasesystems und werden ebenso anschließend (s. S. 41) erörtert.

Hypertriglyzeridämien mit vermehrten VLDL (Typ IV)

Klinik

Die endogenen Hypertriglyzeridämien werden üblicherweise erst im Erwachsenenalter manifest und verlaufen Jahre bis Jahrzehnte asymptomatisch. Der klassische Patient ist übergewichtig und gleichzeitig latent oder manifest diabetisch. Sein Diabetes ist typischerweise nicht ketotisch und meist durch diätetische Maßnahmen (Gewichtsreduk-

Tabelle **7** Häufigkeit klinischer Befunde bei über 25jährigen Patienten mit Hyperlipoproteinämie (aus *D. S. Fredrickson, R. I. Levy:* The Metabolic Basis of Inherited Disease. McGraw Hill, New York 1972)

Typ-IV-Patienten	Gesamt	Abnormale Glukosetoleranz	Koronare Herzkrankheit	Claudicatio	Eruptive Xanthome	Hepatomegalie	Splenomegalie	Abdomineller Schmerz
Bei Typ-IV-Familien								
Probanden (A)	26	8/23	17/22	5/22	4/22	4/23	0/22	2/22
Verwandte (B)	32	1/20	2/23	0/7	1/5	0/3	0/3	1/5
Bei Typ-V-Familien (C)	26	2/15	0/12	0/7	0/8	0/4	0/4	0/4
Typ IV (familiäre Störung nicht gesichert) (D)	55	5/20	11/21	4/18	3/19	8/18	1/18	5/19
Gesamt	139	16/78	30/78	9/54	8/54	12/48	1/47	8/50
Prozent positiv	...	20	38	17	15	25	2	16

Analysen der Daten von Patienten und Verwandten. Der Prozentsatz der Patienten über 50 Jahre in (A), (B), (C) und (D) beträgt 31, 41, 31 und 36.

tion) zu beherrschen. Bei knapp der Hälfte der Patienten findet sich neben der Hypertriglyzeridämie eine Hyperurikämie.

Eine Hepatomegalie (Fettleber) ist häufig. Größer als in einer Kontrollpopulation ist auch die Inzidenz von rheumatischen Beschwerden und von Cholelithiasis.

Bei Patienten mit schweren Formen der endogenen Hypertriglyzeridämie kommt es durch Sättigung der Abbaumechanismen auch zu einem gestörten Abbau von Chylomikronen und damit zum Auftreten von akuten Xanthomatosen und abdominellen Krisen (s. S. 42). In diesen Fällen sind immer auch Cholesterinspiegel mehr oder weniger stark erhöht.

Die Tab. **7** zeigt zusammenfassend die Häufigkeit klinischer Befunde im Untersuchungsgut von Fredrickson.

Laborbefunde

Per definitionem sind bei dieser Gruppe der Hyperlipidämien die *Triglyzeridspiegel* immer *erhöht* > 2,3 mmol/l (> 200 mg%), die *Cholesterinspiegel* sind *normal oder erhöht.* Bei ausgeprägter Hypertriglyzeridämie (ab etwa 4,5 mmol/l = 400 mg/dl) ist das Serum getrübt.

Lipoproteinuntersuchungen zeigen eine prominente Prä-β-Bande bzw. eine Vermehrung der VLDL-Lipoproteine (Typ-IV-Muster). Die VLDL-Lipoproteine weisen im allgemeinen auch eine qualitative Veränderung im Sinne eines vermehrten Triglyzeridgehaltes auf. Bei Umschlag in ein Typ-V-Muster sind Chylomikronen und Prä-β-Lipoproteine (VLDL) vermehrt. LDL und HDL sind häufig vermindert.

Die Lipoproteinlipaseaktivität, gemessen mit üblichen Methoden, ist meist normal.

In etwa 60–80% der Fälle ist die Glukosetoleranz gestört; es besteht ein latenter oder manifester Diabetes (pathologischer Nüchternblutzucker oder oraler Glukosetoleranztest).

Andere, häufig pathologische Laborbefunde sind eine erhöhte BKS sowie eine Erhöhung von GOT, GPT und insbesondere Gamma-GT, bei ausgeprägter Fettleber. Hier können durch Serumtrübung jedoch auch falsch-positive Ergebnisse vorgetäuscht werden (s. S. 25). Eine Erhöhung der Harnsäurekonzentration findet sich bei etwa 40%.

Diagnose und Differentialdiagnose

Zur Diagnosestellung der endogenen Hypertriglyzeridämie mit Vermehrung der VLDL-Lipoproteine, der häufigsten Form einer primären Hypertriglyzeridämie, sind erforderlich:

1. erhöhte Triglyzeride und normales oder mäßig erhöhtes Cholesterin (TG-Cholesterin-Verhältnis fast immer > 1);

2. ein Lipoproteinmuster vom Typ IV (β-Cholesterin normal);
3. der Ausschluß anderer Ursachen für die Hypertriglyzeridämie.

Eine familiäre Hyperlipidämie ist anzunehmen, wenn mehrere Verwandte ersten Grades ebenfalls Hyperlipidämien haben. Dabei muß allerdings die Häufigkeit dieser HL, in der Bevölkerung etwa 20%, in der Familie übertroffen werden.

Die sekundären Hypertriglyzeridämien bzw. Hyper-prä-β-Lipoproteinämien sind ab S. 57 beschrieben. Probleme der Differentialdiagnose zwischen primärer oder sekundärer Hyperlipoproteinämie ergeben sich insbesondere beim gemeinsamen Auftreten mit Diabetes. Hier ist eine primäre Hypertriglyzeridämie dann anzunehmen, wenn die Glukosetoleranzstörung nur gering ausgeprägt ist und die Fettstoffwechselstörung bei guter Zuckereinstellung persistiert. Umgekehrt liegt eine sekundäre Hypertriglyzeridämie bei Diabetes dann vor, wenn letzterer ketoazidotisch entgleist ist und bei Rekompensation die Hypertriglyzeridämie verschwindet. Bei einem Großteil der Patienten ist eine sichere Differentialdiagnose nicht zu treffen und bezüglich der einzuschlagenden therapeutischen Maßnahmen nicht essentiell (s. auch S. 80).

Die Differentialdiagnose zu den primären Hypertriglyzeridämien bzw. Hyperlipoproteinämien mit Chylomikronen läßt sich in der Praxis im allgemeinen durch Inspektion des Serums stellen: Bei Typ-I- oder -V-Mustern, also bei Lipoproteinlipasedefekt, rahmt eine Chylomikronenschicht nach 12- bis 24-stündigem Stehen des Serums im Kühlschrank auf. Diese Verdachtsdiagnose kann im Speziallaboratorium mittels der Lipoproteinelektrophorese gestützt und durch enzymatische Untersuchungen bestätigt werden. Kombinierte Hyperlipidämien, bei denen VLDL und LDL vermehrt sind, können durch die quantitative Bestimmung der LDL (β-Cholesterin) im Speziallabor diagnostiziert oder ausgeschlossen werden.

Prinzipien der Therapie (s. auch S. 80)

Wichtigste therapeutische Maßnahme ist ein Eingriff in die Energiebilanz durch *Kalorienrestriktion und vermehrte körperliche Bewegung.* Die erfolgreiche Behandlung der gleichzeitig bestehenden Adipositas ist eine kausale therapeutische Maßnahme der Hypertriglyzeridämie und führt in vielen Fällen zur Normalisierung erhöhter Blutfettwerte. Die verschiedenen Möglichkeiten zur Realisierung der Gewichtsreduktion sind auf S. 105 beschrieben. Spezifische triglyzeridspiegelsenkende therapeutische Maßnahmen sind die Elimination von Mono- und Disacchariden und die Einschränkung des Alkoholkonsums. Alle genannten Ernährungsprinzipien lassen sich in einer Diabetikerkost verwirklichen (s. S. 80).

Eine medikamentöse Therapie ist dann indiziert, wenn trotz Adhärenz an diätetische Maßnahmen deutlich erhöhte Triglyzeridspiegel persistieren und die Cholesterinspiegel erhöht sind; die medikamentöse Therapie „milder" isolierter, asymptomatischer Hypertriglyzeridämien bei normalen Cholesterinwerten (< 5,70 mmol/l ≙ 220 mg/dl) ist problematisch, insbesondere wenn die besonders atherogenen LDL-Cholesterinwerte unter der Therapie ansteigen. Bei nur geringer Triglyzeridvermehrung (200 bis 300 mg%) muß der Nutzen einer medikamentösen Therapie gegen mögliche Nebenwirkungen abgewogen werden.

Am stärksten wirksam ist Bezafibrat, aber auch Fenofibrat, die Muttersubstanz Clofibrat sowie Nikotinsäure und -derivate (s. Tab. **16**). Durch eine medikamentöse Therapie lassen sich Triglyzeridspiegel um ca. 50% dauerhaft senken. Die Therapieempfehlung für eine medikamentöse Therapie gründet sich auf theoretische Überlegungen und klinische Beobachtungen bezüglich eines Therapieerfolges (Verschwinden von Xanthomen und Verbesserung der Durchblutung). Bisher durchgeführte Langzeitstudien zur primären und sekundären Prävention der koronaren Herzkrankheit mit Clofibrat und Nikotinsäure haben bei nur mäßiger Lipidspiegelsenkung keine eindeutigen Ergebnisse erbracht. Neuerdings konnte eine schwedische Gruppe mit einer Kombination von Clofibrat und Nikotinsäure bei deutlichen Effekten auf Lipidspiegel eine signifikante Verminderung von Re-Infarkten erreichen.

Kombinierte Hyperlipidämien mit vermehrten VLDL und LDL (Typ II b)

Klinik

Die klinischen Charakteristika bei Patienten mit kombinierter Hyperlipidämie (Typ-II b-Muster) entsprechen meist den im entsprechenden Abschnitt für die isolierte Hypercholesterinämie (s. S. 50) geschilderten. Häufig finden sich Arcus (lipoides) juvenilis, Sehnenxanthome und eine besonders schwere und sich frühzeitig manifestierende Arteriosklerose. Dazu kommen Übergewicht und Kohlenhydratintoleranz.

Typ-II b-Muster finden sich andererseits nicht selten bei unkomplizierter Adipositas und sind dann mit Gewichtsreduktion rasch reversibel. Es scheint sich hier um eine Variante der isolierten Hypertriglyzeridämie bzw. VLDL-Hyperlipoproteinämie zu handeln.

Laborbefunde

Per definitionem sind *Cholesterin- und Triglyzeridspiegel vermehrt*: > 6,7 bzw. 2,3 mmol/l (> 260 bzw. 200 mg/dl). *Lipoproteinuntersu-*

chungen zeigen vermehrte VLDL und LDL (erhöhtes β-Cholesterin) entsprechend einem II b-Muster.

Für den Ausfall anderer Laboruntersuchungen (BKS, GOT, GPT usw.) gelten die für die Hypertriglyzeridämie (s. S. 25) bzw. im Abschnitt Allgemeine Diagnostik (s. S. 20) gemachten Ausführungen.

Diagnose und Differentialdiagnose

Die komplette Abklärung einer kombinierten Hyperlipidämie erfordert den Einsatz von Lipoproteinuntersuchungen und Familienstudien und somit einen beträchtlichen methodischen Aufwand, nachdem sekundäre Hyperlipidämien mit ähnlicher Lipid- und Lipoproteinkonstellation durch klinische und Laboruntersuchungen ausgeschlossen sind (s. S. 57).

Die Differentialdiagnose der kombinierten Hyperlipidämien mit Typ-II b- und Typ-IV-Muster beruht auf der quantitativen Bestimmung der LDL (β-Lipoproteine) durch Messung des β-Lipoproteincholesterins (β-Cholesterin) (s. S. 24). Die üblicherweise gewählten Grenzwerte nach FREDRICKSON u. Mitarb. (1972) gibt die Tab. **4** an. Als Faustregel kann gelten, daß eine Vermehrung von VLDL *und* LDL, also ein Typ-II b-Muster, bei Cholesterinspiegeln ab 7,24 mmol/l (280 mg/dl) vorliegen kann und ab 8,53 mmol/l (330 mg/dl) fast regelmäßig vorliegt, während bei Cholesterinspiegeln unter 7,24 mmol/l (280 mg/dl) mit an Sicherheit grenzender Wahrscheinlichkeit eine isolierte VLDL-Vermehrung bzw. ein Typ-IV-Muster besteht.

Hyperlipidämien mit IDL (Typ-III-Muster) werden durch eine Kombination von Ultrazentrifugation und Elektrophorese oder aber durch Polyanionenfällung bzw. immunologische Methoden differenziert. Sekundäre Hyperlipidämien mit Typ-III-Muster werden bei Hypothyreose sowie im Verlauf der diabetischen und alkoholischen Hyperlipidämie beschrieben und sind in den letztgenannten Fällen meist nur flüchtig nachweisbar.

Hyperlipidämien mit Chylomikronen im Nüchternserum (Typ-I- oder -V-Muster) können durch Aufrahmen oder Serumtrübung erkannt werden. Zusätzlich finden Verwendung: Lipoproteinelektrophorese und Lipoproteinlipasemessung.

Therapie

Eine suffiziente Therapie ist in der Mehrzahl der Fälle kombinierter Hyperlipidämien möglich, auch ohne daß Lipoproteinuntersuchungen und Enzymbestimmungen durchgeführt werden.

Die Ernährungsmaßnahmen kombinieren die Prinzipien der triglyzerid- und cholesterinsenkenden Manipulationen und sind auf S. 80 zusammengefaßt.

Medikamentös kommen in erster Linie Clofibrat und seine Derivate Bezafibrat und Fenofibrat sowie Nikotinsäure und ihre Abkömmlinge in Frage.

Kombinierte Hyperlipidämie durch IDL-Vermehrung (familiäre Hyperlipoproteinämie Typ III)

Definition

Die familiäre Hyperlipoproteinämie Typ III, auch als *familial broad-β-disease, HL mit breiter β-Bande* oder Dys-β-Lipoproteinämie bezeichnet, ist eine erbliche Fettstoffwechselstörung mit einer erhöhten Konzentration von Cholesterin und Triglyzeriden im Plasma. Sie ist charakterisiert durch abnorm leichte cholesterinreiche β-Lipoproteine in den Dichteklassen < 1,006 (β-VLDL) und 1,006 bis 1,019 (LDL 1). Nicht selten sind auch Chylomikronen im Nüchternplasma vorhanden. In der Lipoproteinelektrophorese ist häufig eine breite β-Bande zu beobachten. Beim Apolipoprotein E der VLDL fehlt das Isopeptid E III. Die Dyslipoproteinämie wird autosomal-kodominant vererbt; ungefähr 1% der Bevölkerung ist homozygot, ca. 15% heterozygot. Für das Auftreten einer Hyperlipidämie bei Homozygoten werden zusätzliche Faktoren (s. u.) postuliert. Möglicherweise ist auch die Gruppe der familiären Typ-III-HLP heterogen.

Häufigkeit

Die Typ-III-Hyperlipoproteinämie ist relativ selten: ihr Anteil unter den kombinierten Hyperlipidämien dürfte bei 5% liegen.

Ätiologie und Pathogenese

Die strukturelle Abnormität des Typ-III-Apolipoproteins führt zu einem funktionellen Defekt. Folgender Pathomechanismus ist wahrscheinlich: Eine Abbaustörung im Bereich der Konversion von Chylomikronen und VLDL-Lipoproteinen zu LDL-Lipoproteinen führt zur Anhäufung des Typ-III-Lipoproteins d = 1,006–1,019, was wiederum zu einer Akkumulation von Chylomikronen- und VLDL remnants führt (vgl. Abb. **5**).

Der Befund einer gesteigerten Synthese von VLDL könnte auf einem Wegfall einer Synthesehemmung durch niedrige LDL-Konzentration in der Leber beruhen. Andererseits ist wahrscheinlich, daß exogene Faktoren wie Überernährung die Manifestation der sonst latenten Störung des VLDL-Katabolismus demaskieren. Interessanterweise normalisieren sich erniedrigte HDL-Cholesterinwerte nach Therapie bei dieser Hyperlipoproteinämie im Gegensatz zu vielen anderen Fettstoffwechselstörungen.

Klinik

Die Erkrankung wird meist im Erwachsenenalter (nach dem 20. Lebensjahr) diagnostiziert, wobei die Manifestation bei Männern früher eintritt als bei Frauen. Die initialen Symptome beziehen sich meist auf die Trias Xanthomatose, Gefäßbefall und Hyperlipoproteinämie. Die tuberösen Xanthome bestehen aus gelblichen, flächigen oder knotigen Lipideinlagerungen an den Streckseiten von Ellenbogen und Knien, am Gesäß sowie im Bereich der Handflächen (plane oder tuberöse palmare Xanthome). Derartige Xanthome werden außer bei der familiären Typ-III-Hyperlipoproteinämie nur bei langdauernder Cholestase (biliäre Zirrhose), bei der homozygoten Form der familiären Hypercholesterinämie und bei Dysglobulinämien beobachtet. Andererseits ist selbstverständlich das Auftreten von Xanthomen bei der familiären Typ-III-Hyperlipoproteinämie nicht obligat.

Über die Häufigkeit arteriosklerotischer Komplikationen liegen keine sicheren Zahlen vor. In ausgewählten Kollektiven hatten über 50% der Patienten Beschwerden oder Befunde im Sinne einer peripheren arteriellen Verschlußkrankheit und einer koronaren Herzkrankheit. In einem erheblichen Prozentsatz (um 10%) treten zerebrovaskuläre Komplikationen ein.

Periphere Durchblutungsstörungen standen in einer bereits von Schettler beschriebenen und zusammen mit uns betreuten Familie ganz im Vordergrund der Beschwerden; ubiquitäre Xanthome mit Behinderung beim Schreiben und Schuheanziehen, die anfänglich zur Diagnose geführt hatten, sind rückgebildet. Ein weibliches Familienmitglied, bei dem gleichzeitig eine Hypertonie bestand, ist inzwischen mit 67 Jahren an einem apoplektischen Insult verstorben; der inzwischen 74jährige Bruder ist trotz generalisierter Arteriosklerose heute symptomfrei; die Lipide sind unter Therapie normal.

Die Angabe intermittierender Claudicatio bei einem Patienten mit Hyperlipidämie sollte an eine familiäre Typ-III-Hyperlipoproteinämie denken lassen. Eine Hyperurikämie wird bei etwa 40%, bei einem ebenso hohen Prozentsatz eine gestörte Glukosetoleranz gefunden. Die Patienten neigen nicht zur Ketoazidose und sind nicht insulinbedürftig.

Diagnose und Differentialdiagnose

An eine Typ-III-Hyperlipoproteinämie sollte gedacht werden, wenn eine kombinierte Hyperlipidämie besteht und das Cholesterin-Triglyzerid-Verhältnis etwa 1 beträgt, wenn palmare Xanthome auftreten und wenn eine Kombination von peripheren Durchblutungsstörungen,

Hypertriglyzeridämie und (leichtem) Diabetes mellitus vor dem 40. Lebensjahr auftritt.

Die Sicherung der Diagnose verlangt über eine quantitative Lipidbestimmung hinaus immer eine Lipoproteinanalyse. Referenzmethoden sind Ultrazentrifugation und Elektrophorese zum Nachweis des floating β-Lipoproteins bzw. einer VLDL-Fraktion mit β-Mobilität.

Durch die Anwesenheit des cholesterinreichen Typ-III-Lipoproteins ist das Verhältnis von VLDL-Cholesterin zu Plasmatriglyzeriden > 0,3 bzw. das Verhältnis von VLDL-Cholesterin zu VLDL-Triglyzeriden > 0,42. Neuere Methoden schließen Immunelektrophorese, Polyakrylamidgelelektrophorese u. a. und insbesondere die selektive Lipoproteinpräzipitation ein, bei der durch Polyanionen, die VLDL präzipitieren, die entsprechende Bande im β-Bereich der Elektrophorese sichtbar gemacht werden kann.

Dyslipoproteinämien, bei denen β-VLDL ebenfalls gefunden werden, gibt es bei schweren Lebererkrankungen, bei der Tangier-Erkrankung (s. S. 73), bei diabetischer Ketoazidose und bei Lupus erythematodes und Dys-γ-Globulinämien. Eine Typ-III-Hyperlipoproteinämie wird durch eine Hypothyreose akzentuiert.

Therapie

Nach zahlreichen Berichten zeigt die familiäre Typ-III-Hyperlipoproteinämie ein besonders gutes Ansprechen auf diätetische und medikamentöse Maßnahmen. Nach eigenen Beobachtungen besteht jedoch häufig, insbesondere bei fortbestehender Adipositas, eine ausgesprochene Therapieresistenz.

Nach Erreichen des Idealgewichtes durch Reduktionskost ist als Dauertherapie eine cholesterinarme, fettmodifizierte Diabetesdiät als allgemeine Lipämiekost (s. S. 80) angezeigt.

Clofibrat ist das Mittel der Wahl zur medikamentösen Therapie dieser Hyperlipoproteinämie. Alternativ kommt ein Versuch mit Nikotinsäure in Frage. Der Therapieerfolg zeigt sich nicht nur in der Senkung des Plasmalipidspiegels, sondern auch im Verschwinden der Xanthome und, bei dauerhafter Normalisierung der Fettwerte, in einer meßbaren Verbesserung einer vorher beeinträchtigten peripheren Durchblutung als Ausdruck einer möglichen Regression der Atherosklerose.

Hyperlipidämie mit Vermehrung endogener und exogener Triglyzeride (VLDL und Chylomikronen, Typ-V-Muster)

Obwohl die genannte Lipid- und Lipoproteinkonstellation auch bei Familienmitgliedern von Patienten mit Hypertriglyzeridämien oder kombinierten Hyperlipidämien beobachtet werden kann, spricht eine

Reihe von Untersuchungen für die Eigenständigkeit einer Hyperlipidämieform mit den genannten Kriterien.

Die Häufigkeit des Typ-V-Musters in der Bevölkerung wird auf etwa 2‰ geschätzt.

Ätiologie und Pathogenese

Untersuchungen zur Ätiologie konzentrieren sich auf das Lipoproteinlipasesystem. Bei zahlreichen, wenngleich nicht allen Patienten läßt sich ein Lipoproteinlipasemangel nachweisen. In Einzelfällen scheint der verminderte Katabolismus von Chylomikronen durch deren pathologische Zusammensetzung oder Struktur bedingt zu sein. Genetisch bestehen Beziehungen zu der Anlage, die auch eine Manifestation der Typ-IV-Hyperlipoproteinämie ermöglicht.

Klinik

Die Symptomatik dieser HL ähnelt in vielem der isolierten Hyperchylomikronämie (Typ I, s. S. 43). Die Diagnose dieser Hyperlipidämie erfolgt meist, nachdem akute abdominelle Krisen, Pankreatitis, Xanthome oder eine persistierende, massive Hyperlipidämie bei gut eingestelltem Diabetes mellitus beobachtet werden. Im Gegensatz zu früherer Ansicht scheinen Manifestationen der Arteriosklerose nicht selten zu sein.

Laborbefunde

Die Triglyzeridspiegel sind meist stark (über 6,8–9,0 mmol/l ≙ 600–800 mg/dl), das Cholesterin häufig deutlich (über 10,3 mmol/l ≙ 400 mg/dl) erhöht. Der mittlere Triglyzeridspiegel in einem größeren Kollektiv entsprechender Patienten lag bei knapp 45 mmol/l (4000 mg/100 ml). Das Cholesterin-Triglyzerid-Verhältnis liegt bei $0{,}23 \pm 0{,}2$ im Gegensatz zur Hyperlipidämie mit VLDL-Vermehrung (Typ IV) mit $0{,}86 \pm 0{,}03$. VLDL und Chylomikronen sind vermehrt; es kommt zum Aufrahmen des Serums bei trübem Unterstand. Die Elektrophorese zeigt Vermehrung von prä-β-LP und Chylomikronen. LDL- und HDL-Konzentrationen sind erniedrigt.

Diagnose und Differentialdiagnose

Die Differentialdiagnose beginnt mit dem Ausschluß sekundärer Typ-V-Hyperlipoproteinämien (schwerer Insulinmangeldiabetes, Nierenerkrankungen, Dysglobulinämien, Alkoholismus und Pankreatitis). Ein Typ-V-Muster kann aus einem Typ-IV-Muster durch Einnahme oraler Kontrazeptiva entstehen.

Ist das Vorliegen einer primären Hyperlipidämie anzunehmen, findet man bei Familienuntersuchungen in der Regel eine gleiche Zahl von

Probanden mit Typ-V- und Typ-IV-Muster und normalen Lipiden. Die Bestimmung der Lipoproteinlipasen ist für klinische Belange nicht erforderlich.

Zusammenfassend beruht die Diagnostik dieser Hyperlipidämieform auf dem Nachweis:

1. des entsprechenden Lipoproteinmusters,
2. dem Befund eines Typ-IV- oder -V-Musters bei einem oder mehreren Verwandten 1. Grades und
3. dem Ausschluß sekundärer HL.

Therapie

Im Vordergrund stehen bei den in der Regel deutlich übergewichtigen Patienten die Gewichtsreduktion und die Alkoholkarenz. Bei der diätetischen Erhaltungstherapie muß, da weder größere Mengen Fett noch Kohlenhydrate toleriert werden, eine relativ eiweißreiche Ernährung mit ca. 25 Energie% Fett eingehalten werden.

Achtung: Bei massiv lipämischem Serum sofort drastische Kalorienreduktion und Einschränkung der Fettzufuhr (< 15 Energie%), evtl. Null-Diät.

Zur medikamentösen Therapie wurde neben der Einstellung des Diabetes mellitus Nikotinsäure empfohlen. Norethindronazetat oder Oxandrolon führen zu einer vermehrten Lipoproteinlipaseaktivität und gelegentlich zur klinisch wirksamen Lipidspiegelsenkung, senken aber den HDL-Cholesterinwert. Clofibrat ist selten wirksam. Auch tägliche Heparininjektionen wurden mit Erfolg verabreicht, könnten aber eine hämorrhagische Pankreatitis begünstigen. Bei Auftreten von Oberbauchbeschwerden als Hinweis auf eine beginnenden Pankreatitis oder extrem hohen Triglyzeridwerten von > 23 mmol/l (> 2000 mg/dl) als deren Vorbote hat sich als Alternative zur Null-Diät die Verordnung einer fettfreien Formuladiät für wenige Tage bewährt (z. B. 2500 kJ/die = 600 kcal/die).

Hyperlipidämie durch Vermehrung exogener Triglyzeride (Hyperchylomikronämie, Typ-I-Hyperlipoproteinämie)

Diese Hyperlipoproteinämie ist eine sehr seltene Stoffwechselerkrankung, bei der in charakteristischer Weise nach 12stündiger Nahrungskarenz erhöhte Plasmalipide durch zirkulierende Chylomikronen bedingt sind. Die Störung wird autosomal-rezessiv vererbt und manifestiert sich im Kindesalter.

Häufigkeit

Die familiäre Hyperlipoproteinämie vom Typ I ist sehr selten. In Deutschland sind beispielsweise nur etwa ein Dutzend Patienten bekannt.

Ätiologie und Pathogenese

Ursache der Erkrankung ist eine Störung in dem für den intravasalen Katabolismus der Chylomikronen vorhandenen lipolytischen System, und zwar speziell der aus dem Fettgewebe stammenden Lipoproteinlipase im engeren Sinne, während die Lebertriglyzeridlipaseaktivität im Normbereich liegt.

Klinik

Der auffälligste klinische Befund sind abdominelle Schmerzen, die nach meist leichtem Unwohlsein plötzlich in Form heftigster Oberbauchkoliken auftreten. Die Abstände können Wochen und Monate, manchmal sogar Jahre betragen. Der erste Anfall ereignet sich meistens vor dem 10. Lebensjahr. Bei der Palpation des Abdomens wird gewöhnlich eine Vergrößerung von Leber und Milz mit Druckempfindlichkeit festgestellt. Oft bestehen leichtes Fieber und mäßige Leukozytose im Anfall, gelegentlich eine Schocksymptomatik. Bei zahlreichen Patienten wurde unter dem Eindruck eines akuten Abdomens operiert.

Das Blut von Patienten mit dieser Hyperlipoproteinämie zeigt die Farbe von Tomatencremesuppe. Die massive Lipämie interferiert mit vielen Laborbestimmungsmethoden (s. S. 25).

Innerhalb weniger Tage können auch akute Xanthomatosen (eruptive Xanthome) vorwiegend am Stamm und an den Streckseiten der Extremitäten auftreten. Eine Lipaemia retinalis wird bei Triglyzeridwerten über 23 mmol/l (2000 mg/100 ml) beobachtet.

Laboruntersuchungen

Das Serum ist typischerweise sahnig und rahmt bei 12stündigem Stehen im Kühlschrank auf. Die Triglyzeride sind massiv vermehrt, Cholesterinspiegel normal oder geringgradig vermehrt, entsprechend der Zusammensetzung der vermehrten Chylomikronen (s. Übersicht auf der 3. Umschlagseite). In der Lipoproteinelektrophorese imponiert eine massive Chylomikronenbande; LDL und insbesondere HDL sind stark vermindert. Die Messung der Lipoproteinlipaseaktivität ist Speziallaboratorien vorbehalten und ergibt erniedrigte Werte für die LPL.

Diagnose und Differentialdiagnose

Bei Vorliegen einer Hyperchylomikronämie müssen Ursachen für sekundäre Hyperlipidämien ausgeschlossen werden, insbesondere schlecht eingestellter Insulinmangeldiabetes, Dys-γ-Globulinämien und in vereinzelten Fällen Hypothyreose und orale Kontrazeptiva. Die Differentialdiagnose zwischen Typ I und V kann schwierig sein. Manifestation im Kindesalter, normale Glukosetoleranz und normale Insulinspiegel sprechen für das Vorliegen der Typ-I-Hyperlipoproteinämie. Bei fettfreier Kost fallen Triglyzeridspiegel unter 4,5 mmol/l (400 mg/dl), während sie bei der Typ-V-Hyperlipoproteinämie um oder über 4,5 mmol/l (400 mg/dl) liegen.

Therapie

Grundlage der Therapie ist eine möglichst fettarme Kost (weniger als 30 g pro Tag). Triglyzeride mit mittelkettigen Fettsäuren, nicht zur Chylomikronenbildung beitragend, können als Koch- und Streichfette zusätzlich verwendet werden (z. B. Ceresöl und -margarine). Behandlungsziel ist die Senkung der Triglyzeridwerte in dem Maß, daß abdominelle Krisen nicht rezidivieren.

Anhang: LCAT-Mangel-Krankheit

Eine kombinierte Hyperlipidämie wird bei Mangel an LCAT beobachtet. Bei dieser außerordentlich seltenen familiären Krankheit (7 Patienten in Norwegen) fehlt das für die Veresterung des Cholesterins zuständige LCAT-Enzym; im Plasma finden sich relativ hohe Cholesterin- (7,8–15,5 mmol/l = 300–600 mg/dl) und Triglyzeridspiegel (3,4–20 mmol/l = 300 bis 1800 mg/dl), klinisch führt eine auffällige Proteinurie mit Zylindrurie, Hornhauttrübung und eine Anämie mit Targetzellen. α- und Prä-β-Lipoproteine sind in der Lipidelektrophorese nicht sichtbar. Differentialdiagnostisch ist ein obstruktiver Ikterus abzugrenzen, wo ebenfalls Targetzellen, Hyperlipämie mit angestiegenem, nicht veresterten Cholesterin, verminderte α-Lipoproteine und verminderter LCAT-Aktivität gefunden werden. Eine Therapie mit LCAT ist noch nicht möglich.

Klinik, Diagnostik und Therapie der Hypercholesterinämien

Definition und Einteilung

Bei dieser Gruppe der Hyperlipidämien sind Cholesterinspiegel erhöht > 6,7 mmol/l (> 260 mg/dl), Triglyzeride normal < 1,7 mmol/l (< 150 mg/dl).

- Lipoproteinmuster

Isolierte primäre Hypercholesterinämien weisen fast immer ein Typ-II-Lipoproteinmuster auf. In der Lipoproteinelektrophorese sind die β-Lipoproteine vermehrt; durch Ultrazentrifugation oder immunologische Methoden läßt sich eine Vermehrung der LDL-Lipoproteine bzw. der apoliporotein-B-haltigen Lipoproteine feststellen. Selten ist eine Hyper-α-Lipoproteinämie Ursache einer (meist mäßigen) Hypercholesterinämie (s. S. 56).

- Genetische Klassifizierung

Eine familiäre Hypercholesterinämie bzw. Hyper-β-Lipoproteinämie gibt es als autosomal dominante (Abb. **15**) sowie als polygene Form. Der Anteil der familiären Formen an den Hypercholesterinämien hängt von der Häufigkeit der sporadischen und nutritiven Hypercholesterinämie in einer Population ab.

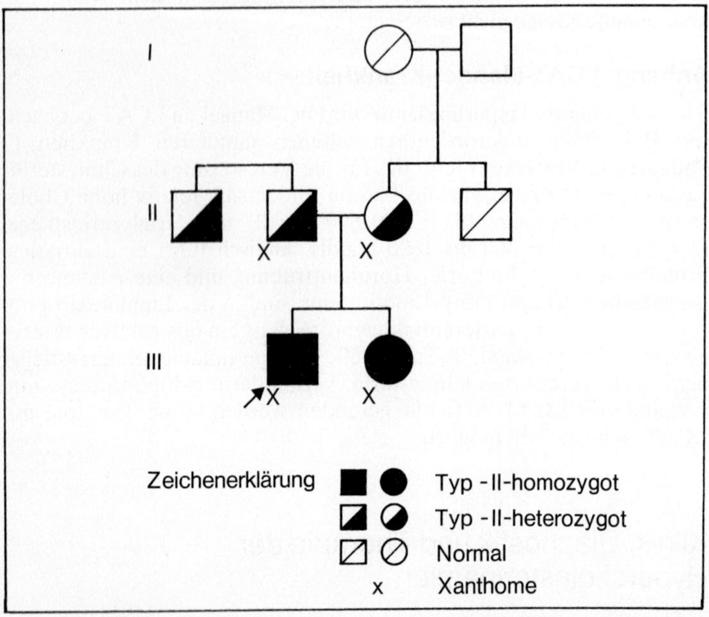

Abb. **15** Stammbaum einer Familie mit Typ-II-Hyperlipoproteinämie, in der sowohl homozygote als auch heterozygote Formen vorkommen (aus *D. S. Fredrickson, R. I. Levy:* Familial Hyperlipoproteinemia. In: The Metabolic Basis of Inherited Disease, hrsg. von *J. B. Stanbury, J. B. Wyngaarden, S. Fredrickson*. McGraw-Hill, New York 1972)

Die familiäre Hyper-α-Lipoproteinämie ist autosomal-dominant vererbt.

- Ätiologische Klassifizierung

Hypercholesterinämien durch Vermehrung der LDL kommen zustande:

1. durch Abbaustörung der LDL bzw. β-Lipoproteine mit konsekutiver Cholesterinüberproduktion,
2. exogen durch überhöhten Verzehr gesättigter Fette oder viel Nahrungscholesterin.

Die Genese der familiären Hyper-α-Lipoproteinämie ist noch unklar.

Primäre Hypercholesterinämie (Hyper-β-Lipoproteinämie Typ II a)

Häufigkeit

Isolierte primäre Hypercholesterinämien finden sich bei etwa 5 bis 10% der Bevölkerung bzw. machen 15–20% der Hyperlipidämien aus. Eine familiäre Hypercholesterinämie läßt sich bei 1–2% der Bevölkerung nachweisen. Bei Herzinfarktpatienten finden sich isolierte Hypercholesterinämien in etwa 25% der Fälle, wobei diese Zahl bei jüngeren Infarktpatienten höher, bei älteren niedriger anzusetzen ist.

Ätiologie und Pathogenese

1. Bei der familiären Hypercholesterinämie besteht meist ein gestörter Katabolismus von LDL-(β-)Lipoproteinen und damit von Cholesterin durch einen Rezeptorendefekt von katabolisierenden Körperzellen (z. B. Fibroblasten und Lymphozyten) (s. S. 10 und Abb. **16**). Durch diesen Defekt kommt es beim Heterozygoten zur Einstellung auf ein neues Gleichgewicht zwischen Synthese und Abbau der LDL bei einem Cholesterinspiegel, der etwa dem Doppelten der Norm entspricht. Bei homozygoten Patienten liegt ein kompletter Rezeptorenmangel vor. Die Cholesterinspiegel liegen zwischen 20,7 und 26,0 mmol/l (800 und 1000 mg/dl) (Abb. **17**).

Es bestehen Hinweise darauf, daß auch innerhalb der familiären Hypercholesterinämie ätiologisch unterschiedliche Formen bestehen, deren Abklärung noch aussteht.

2. Bei entsprechender Disposition kann die überhöhte Zufuhr von gesättigten Nahrungsfetten und von Nahrungscholesterin ebenfalls zur primären Hypercholesterinämie führen. Die Zusammenhänge zwischen Nahrungscholesterin und Serumcholesterinspiegel sind in der

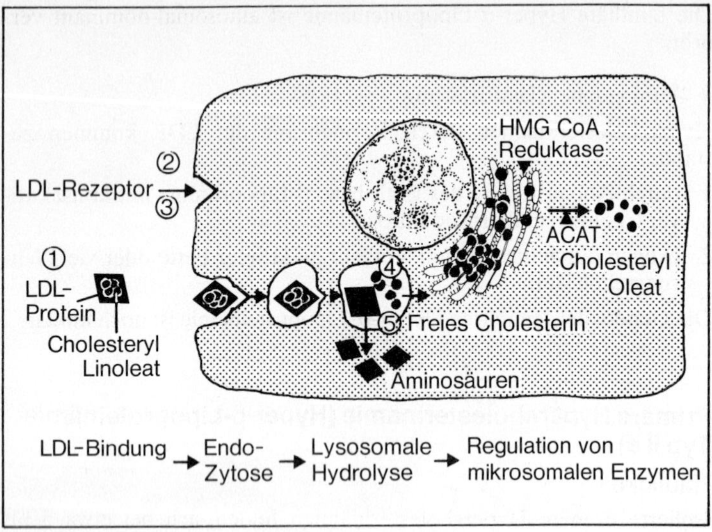

Abb. **16** Schrittweiser Katabolismus der LDL in menschlichen Fibroblastenkulturen. Die Zahlen identifizieren die Lokalisation verschiedener Stoffwechselstörungen.

1 = A-β-Lipoproteinämie,
2 = rezeptornegative Form der familiären Hypercholesterinämie,
3 = rezeptordefektive Form,
4 = Wolman-Syndrom,
5 = Cholesterinesterspeicherungskrankheit.

HMG-CoA-Reduktase = 3-Hydroxy-3-Methylglutaryl-Co-Enzym-A-Reduktase.

ACAT = Acyl-Co-Enzym A: Cholesteryl-Acyl Transferase, das cholesterinveresternde Enzym (aus *M. S. Brown, J. L. Goldstein:* New Engl. J. Med. 294 [1976] 1387)

Abb. **17** Funktion der LDL-Rezeptoren in menschlichen Fibroblastenkulturen bei homozygoten und heterozygoten Patienten mit familiärer Hypercholesterinämie und bei Kontrollpersonen. Die Abb. zeigt die unterschiedliche Bindung und dadurch den unterschiedlichen schnellen Abbau der LDL bei den verschiedenen Gruppen und entsprechend die unterschiedlich ausgeprägte Suppression der HMG-CoA-Reduktase (aus *J. L. Goldstein, M. S. Brown:* Amer. J. Med. 58 [1975] 148)

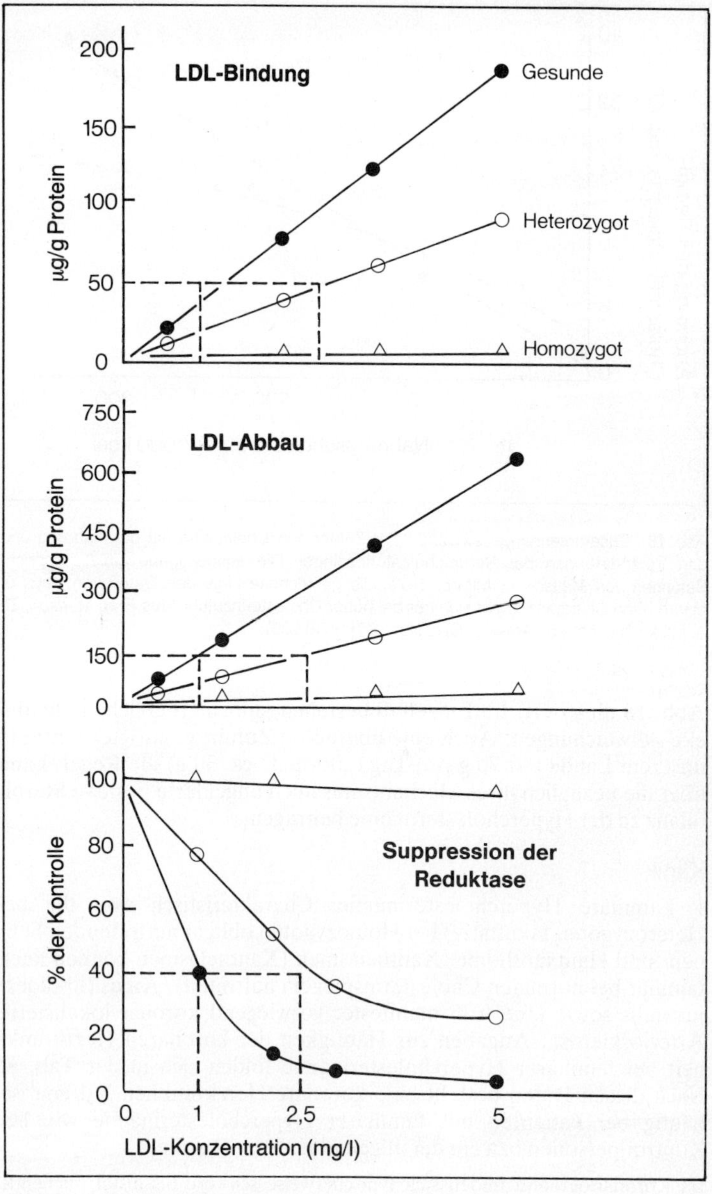
LDL-Bindung
Gesunde
Heterozygot
Homozygot
μg/g Protein
200
150
100
50
0
LDL-Abbau
μg/g Protein
750
600
450
300
150
0
Suppression der Reduktase
% der Kontrolle
100
80
60
40
20
0
0
1
2,5
5
LDL-Konzentration (mg/l)

Abb. **17**

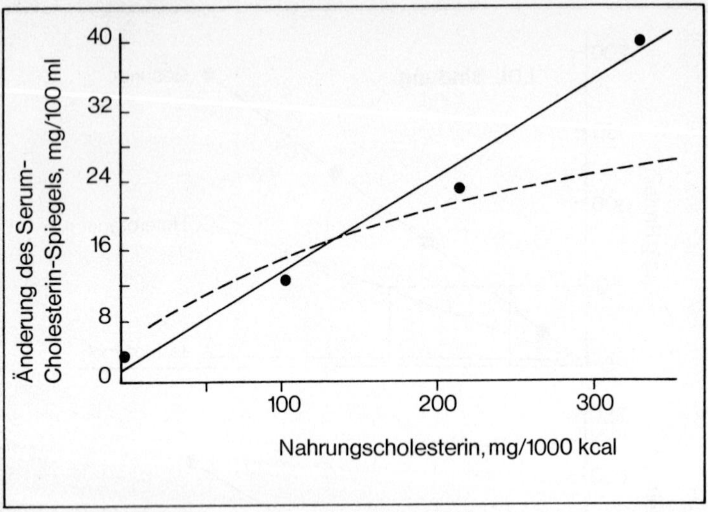

Abb. **18** Zusammenhänge zwischen der Zufuhr von Cholesterin mit der Nahrung und den Veränderungen der Serumcholesterinspiegel. Die ausgezogene Linie entspricht Befunden von *Mattson* u. Mitarb. 1972, die gestrichelte Linie den Daten von *Keys* u. Mitarb. Eine Divergenz ergibt sich nur bei hoher Cholesterinzufuhr (aus *F. H. Mattson, B. A. Erickson* u. Mitarb.: Amer. J. Clin. Nutr. 25 [1972] 589)

Abb. **18** illustriert. Im Einzelfall bestehen jedoch erhebliche individuelle Abweichungen. Auch eine überhöhte Zufuhr gesättigter Fette, in unserem Lande mit 70 g pro Tag („normal" ca. 30 g) die Regel, kann über die bezüglich ihres Mechanismus noch ungeklärte positive Sterolbilanz zu der Hypercholesterinämie beitragen.

Klinik

1. Familiäre Hypercholesterinämie: Charakteristisch sind die bei Heterozygoten fakultativ, bei Homozygoten obligat auftretenden Sehnen- und Hautxanthome, Xanthelasmen (Xanthelasmen können auch familiär bei normalen Cholesterinspiegeln auftreten), Arcus (lipoides) juvenilis sowie eine früh manifeste, vorwiegend koronar lokalisierte Arteriosklerose. Angaben zur Häufigkeit der koronaren Herzkrankheit bei familiärer Hypercholesterinämie finden sich in der Tab. **8**. Nach diesen Daten besteht eine koronare Herzkrankheit 3–10mal so häufig bei Patienten mit familiärer Hypercholesterinämie wie bei Kontrollpersonen bzw. in der allgemeinen Bevölkerung.

Im Koronariogramm finden sich typischerweise schwere bis distal reichende Veränderungen der Koronarien als 2- und 3-Gefäß-Erkrankung mit ausgepräg-

Tabelle **8** Kumulative Inzidenz für die koronare Herzkrankheit bei Patienten mit familiärer Hyperlipoproteinämie (aus *J. Slack:* Lancet 1969/II, 1380)

	% mit koronarer Herzkrankheit	
Alter	Typ II	Typen III–V
39	24	0
49	51	30
59	85	53
69	100	100

ter Kollateralisation; die Indikation für eine koronare Bypassoperation ist zurückhaltend zu stellen, zumal mit einer persistierenden Hypercholesterinämie zu rechnen ist.

Die Häufigkeit der peripheren arteriellen Verschlußkrankheit, der zerebrovaskulären Durchblutungsstörungen sowie anderer Symptome gibt die Tab. **9** wieder.

2. Die koronare Herzkrankheit ist auch die wichtigste klinische Komplikation der viel häufigeren sporadischen oder exogenen Hypercholesterinämien. Durch die im Vergleich zur familiären Hypercholesterinämie wesentlich größere Häufigkeit (s. S. 31) dieser Hypercholesterinämieform ist sie, obwohl meist nicht so ausgeprägt wie die familiäre, absolut für einen wesentlich höheren Anteil aller Fälle von Herzinfarkt verantwortlich. Bei Kenntnis der übrigen kardiovaskulären Risikofaktoren erlauben Tabellen der American Heart Association oder Graphiken (vgl. Abb. **26**) eine recht präzise Vorhersage des Risikos für den Herzinfarkt.

Laborbefunde

Bei klarem Serum findet sich ein *erhöhter Cholesterinspiegel* durch *Vermehrung der LDL bzw. β-Lipoproteine,* als deren Maß üblicherweise das β-(Lipoprotein-)Cholesterin angegeben wird. Die Berechnung der LDL kann außerdem durch die Messung des Apoproteins B (Apo B) mittels radialer Immunodiffusion leicht und recht genau erfaßt werden. Die *Triglyzeridspiegel sind normal.*

Für *praktische Zwecke genügt im allgemeinen die Bestimmung des Gesamtcholesterins,* da eine Hypercholesterinämie > 7,50 mmol/l (> 290 mg/dl) bei normalen Triglyzeridspiegeln fast immer, mit Ausnahme der seltenen Hyper-α-Lipoproteinämie, durch eine Vermehrung der β-Lipoproteine hervorgerufen ist.

Tabelle **9** Häufigkeit klinischer Befunde bei Patienten mit familiärer Hypercholesterinämie (aus *D. S. Fredrickson, R. I. Levy:* The Metabolic Basis of Inherited Disease. McGraw Hill, New York 1972)

Lebensalter	Koronare Herzkrankheit	Claudicatio	Hypertonie	Xanthelasmen	*Xanthome*			Arcus corneae	Hepatosplenomegalie	Hyperurikämie
					Sehnen	Tuberös	Plane			
Heterozygote:										
1–29	4/135	0/133	0/118	1/129	8/130	4/129	0/130	5/40	0/127	1/45
> 30	15/45	3/30	5/24	8/33	23/37	14/33	1/34	12/26	0/28	2/31
Homozygote:										
1–19	8/10	0/8	0/10	0/6	6/10	4/10	9/10	3/10	0/10	0/7

Als einfacher diagnostischer Hinweis für die Hyper-β-Lipoproteinämie und zum Ausschluß der Hyper-α-Lipoproteinämie gilt ein Cholesterin-Phospholipid-Quotient > 1.

Spezielle Untersuchungen beinhalten den Gebrauch der Ultrazentrifuge sowie von immunologischen und Präzipitationsverfahren (s. S. 24).

Bei zahlreichen Patienten mit Hypercholesterinämie findet sich eine Erhöhung der BKS, möglicherweise als Ausdruck einer bestehenden Arteriosklerose. Der Antistreptolysintiter ist häufig falsch-positiv (s. S. 26).

Diagnose und Differentialdiagnose

Die Diagnose der isolierten Hypercholesterinämie erfolgt durch den Nachweis eines erhöhten Gesamtcholesterins im Serum bei normalem Triglyzeridspiegel.

Lipoproteinbestimmungen zeigen eine Vermehrung der β-Lipoproteine, gemessen am β-Lipoproteincholesterin (vgl. Tab. **4**).

Nach Ausschluß der Ursachen sekundärer Hypercholesterinämien ist eine primäre Form anzunehmen. Die häufigsten Ursachen für sekundäre Hypercholesterinämien sind Erkrankungen der Niere, der Leber, der Schilddrüse sowie Kontrazeptiva.

Die Diagnose der *familiären* Hypercholesterinämie (Hyper-β-Lipoproteinämie Typ II a) beruht auf dem typischen Lipoproteinmuster mit Vermehrung des β-Lipoproteincholesterins (vgl. Tab. **7**) und entweder der typischen Xanthomatose oder einem affizierten Verwandten 1. Grades (Elternteil, Geschwister oder Kind). Im Nabelschnurblut läßt sich bei einem betroffenen Elternteil auch für das Neugeborene der Stoffwechseldefekt mit 90%iger Sicherheit feststellen; homozygote Merkmalsträger sind sogar schon mittels Amnionzellkulturen zu identifizieren; im tragischen Fall einer belgischen Familie war bereits bei dem 4 Monate alten Feten eine Koronarsklerose nachweisbar. Nicht bewährt haben sich generelle Nabelschnur-Screeninguntersuchungen wegen zu vieler falsch-positiver Ergebnisse.

Therapie (s. auch S. 80).

Ernährungsmaßnahmen: Die vorwiegend *exogen bedingten Hypercholesterinämien* sind durch diätetische Maßnahmen gut beeinflußbar. Im Vordergrund stehen die Kalorienrestriktion bei Übergewicht sowie die weitgehende Elimination gesättigter Nahrungsfette, die Verwendung mehrfach ungesättigter Fettsäuren, Einschränkung des Nahrungscholesterins sowie ein vermehrter Verzehr komplexer Kohlenhydrate (mit den Ballaststoffen Pektin und Guar) (vgl. Tab. **15** u. **22**). Versuche in verschiedenen Ländern ergaben eine mittlere Cholesterinspiegelsenkung von 10 bis 15%. Eine Normalisierung des Cholesterinspiegels ist bei guter Adhärenz nicht selten. Die erreichbare Senkung des Cholesterinspiegels beruht bei den meisten Patienten auf einer gesteigerten Ausscheidung von Cholesterin und seinen Abbauprodukten im Stuhl bei Verkleinerung des Cholesterinpools.

Entsprechende Ernährungsmaßnahmen sind auch bei *familiärer Hypercholesterinämie* Grundlage der Behandlung. Ernährungsmaßnahmen führen unter stationären Bedingungen zu einer etwa 20 bis 25%igen, unter ambulanten Bedingungen (bei schlechterer Adhärenz) zu einer etwa 10%igen Senkung des Cholesterinspiegels. Nach einigen Untersuchern reagieren jüngere Patienten besser als ältere auf Diätmaßnahmen. Die Ernährungsumstellung ist meist nicht für eine Normalisierung ausreichend, so daß zusätzlich medikamentöse Maßnahmen erforderlich werden.

Zur medikamentösen Therapie der Hypercholesterinämie stehen Anionenaustauscher, Nikotinsäure und ihre Derivate sowie die Clofibratabkömmlinge Bezafibrat und Fenofibrat im Vordergrund. Clofibrat selbst, Sitosterin und D-Thyroxin genügen höchstens in leichten Fällen. Den besten cholesterinsenkenden Effekt zeigen die Anionenaustauscher (z. B. Colestipol oder Colestyramin 12–30 g/Tag). Sie werden am leichtesten morgens und abends kurz vor dem Essen mit etwas Fruchtsaft eingenommen. Auf diese Weise läßt sich der Cholesterinspiegel langfristig um etwa 20% zusätzlich zur Diätbehandlung senken. Die Probleme mit der Adhärenz sind vor allem wegen der relativ häufigen Obstipation und wegen Oberbauchbeschwerden erheblich. Die Clofibratderivate Bezafibrat und Fenofibrat stehen den Anionenaustauschern bei geringeren Adhärenzproblemen bezüglich cholesterinsenkender Wirksamkeit nur wenig nach. Alternativ kommt die Gabe von Nikotinsäure oder einem ihrer Derivate in Frage. Ihr Einsatz wird jedoch durch häufige unerwünschte Wirkungen („flush", Diarrhö, Nausea) begrenzt. Über eine Normalisierung des Gesamt- und LDL-Cholesterins unter der Kombinationstherapie von Ionenaustauscher und Nikotinsäure berichteten kürzlich drei renommierte Arbeitsgrupppen. Über Nebenwirkungen und Kontraindikationen informiert die Tab. **16**. Probleme bezüglich der Langzeitadhärenz bei lipidsenkender Therapie sind erheblich.

Die mit D-Thyroxin oder, weniger ausgeprägt, mit Sitosterin erreichbare Senkung der Cholesterinspiegel bei der familiären Hypercholesterinämie liegt um 10%. Ähnliche Befunde werden für Neomyzin mitgeteilt.

Andere Therapieverfahren: Wegen der ernsten Prognose, insbesondere der seltenen homozygoten Hypercholesterinämien, durch frühzeitige kardiovaskuläre Komplikationen werden derzeit verschiedene Blutaustauschverfahren erprobt. Ein in mehrtägigen Abständen durchgeführter Plasmaaustausch führt zur jeweils kurzfristigen Senkung des Cholesterinspiegels. Eine Verfeinerung besteht in selektiver Absorption des LDL-Cholesterins an Affinitätschromatographiesäulen. Beide Verfahren sind experimentell; gute Erfahrungen an einigen Zentren sollten jedoch bei schlechter Prognose (Familienanamnese, massive Cholesterinspiegelerhöhung, männliches Geschlecht) an dieses der chronischen Hämodialyse vergleichbare Verfahren denken lassen.

Seit etwa 15 Jahren wird von Buchwald die *chirurgische Therapie von Fettstoffwechselstörungen* empfohlen. Ihr Prinzip ist die Ausschaltung des terminalen Ileums (ileale Bypass-Operation), um die Resorption von Gallensäuren zu verhindern und damit ihren enterohepatischen Kreislauf zu unterbrechen. Ein beschleunigter Katabolismus von Cholesterin zu Gallensäuren führt wie bei der Anionenaustauschbehandlung zur Senkung erhöhter Serumcholesterinspiegel. Indikation dieser vorerst ebenfalls experimentellen Therapieform könnte die schwere Hypercholesterinämie sein, bei der Diät und Medikamenteneinnahme aus irgendwelchen Gründen nicht möglich und Zeichen einer Atherosklerose nachweisbar sind. Bei homozygoter Hypercholesterinämie sind die Erfolge allerdings schlecht. Nebenwirkungen sind Diarrhö; Vitamin B_{12} muß parenteral substituiert werden; der Bypass ist reversibel.

Prognose

Der Frage, ob durch eine lipidsenkende Dauertherapie mit Diät oder Medikamenten auch die Prognose bezüglich der koronaren Herzkrankheit gebessert werden kann, wurde in mehreren Langzeitstudien nachgegangen. Dabei waren jedoch im allgemeinen Hyperlipidämien nicht differenziert und alle Hyperlipoproteinämieformen mit einbezogen. Nach den vorliegenden Ergebnissen ist die primäre Prävention, die Infarktverhütung durch *lipidsenkende Ernährungsmaßnahmen,* sehr wahrscheinlich möglich, die Frage der sekundären Prävention durch lipidsenkende Kostumstellung, also die Verhütung des Reinfarktes nach eingetretenem Erstinfarkt, noch nicht beantwortet.

Die Frage der Prognoseverbesserung durch *medikamentöse lipidsenkende Therapie* bei der familiären Hypercholesterinämie, aufgrund vorliegender Beobachtungen wahrscheinlich (s. auch S. 133), wird derzeit in einem Langzeitversuch in den USA an etwa 3600 Probanden mit familiärer Hypercholesterinämie geprüft. Als Therapeutikum wird Cholestyramin verwendet.

In jedem Fall müssen alle anderen Risikofaktoren soweit möglich ausgeschaltet und eine umfassende Aufklärung vorgenommen werden (Rauchen, Hypertonie, Pille). Die Unkenntnis darüber selbst in schwer betroffenen Familien ist immer wieder erstaunlich.

Familiäre Hyper-α (HDL)-Lipoproteinämie

Definition

Die familiäre Hyper-α-Lipoproteinämie ist eine seit kurzem bekannte, wahrscheinlich sehr seltene, möglicherweise autosomal-dominant vererbte Hyperlipoproteinämieform, bei der leicht bis mäßiggradig erhöhte Cholesterinspiegel durch eine Vermehrung des α-Lipoproteincholesterins bedingt sind. Gesamttriglyzerid- und Phospholipidkonzentrationen sind normal.

Ätiologie und Pathogenese

Die Ursache der Lipoproteinstoffwechselvariante ist nicht bekannt. Neben einer autosomal-dominanten Transmission wird die familiäre Aggregation exogener Faktoren als bedeutsam angesehen.

Klinik

Bei den betroffenen Familienmitgliedern bestehen keine Symptome. Auffällig ist die geringe Häufigkeit von Befunden im Sinne einer Arteriosklerose (s. S. 127). Die Lebenserwartung scheint erhöht zu sein. Dafür sprechen auch die hohen α-Lipoproteinwerte bei Querschnittsuntersuchungen 80- und 90jähriger Menschen.

Laborbefunde

Erhöhte Cholesterinspiegel sind bei der familiären Hyper-α-Lipoproteinämie durch erhöhte α-Lipoproteincholesterinwerte bedingt.

Ob die Zusammensetzung der vermehrten α-Lipoproteine derjenigen normaler α-Lipoproteine entspricht, ist noch unklar. Bei einigen der beschriebenen Fälle, wo dies der Fall war, ließ sich die Diagnose bereits durch den hohen PL/CHOL-Quotienten im Gesamtserum vermuten (PL sind führende Lipidkomponente der HDL!). Nach einer anderen Untersuchung ist der α-LP-Triglyzerid-Gehalt stärker vermehrt als das α-Cholesterin, und Anomalien der Apolipoproteine werden diskutiert.

Die Serumlipidvariante kann bereits bei der Inspektion der Elektrophoresemuster vermutet werden (verstärkt angefärbte α-LP-Bande). Die Diagnosesicherung muß durch die Isolierung der HDL und die Bestimmung des HDL-Cholesterins geschehen. Der obere *Normwert* ist in der Tab. **4** angegeben.

Differentialdiagnose

(Tab. **10**)

Hyper-α-Lipoproteinämien sekundärer Art wurden beschrieben unter Alkoholeinwirkung, bei Intoxikation mit chlorierten Kohlenwasserstoffen, bei Östrogentherapie und bei einigen Patienten mit Diabetes.

Tabelle **10** Faktoren mit Einfluß auf das „HDL-Cholesterin“

HDL-Cholesterin hoch	HDL-Cholesterin niedrig
Frauen	Männer
körperliche Aktivität (Lungenemphysem)	Adipositas
familiäre Hyperalpha-lipoproteinämie	Tangier-Krankheit (Heterozygote)
Alkohol	Hypertriglyzeridämien
Östrogen	Diabetes
Hydantoinderivate	chron. Nierenerkrankungen
Heparin	Zigarettenrauchen
Nikotinsäure	Androgene
Pestizide	Gestagene
	Benzodiazepine
	Propranolol

Gegenüber Vergleichspersonen erhöhte HDL-Cholesterin-Werte lassen sich auch bei Personen mit regelmäßiger sportlicher Tätigkeit nachweisen.

Therapie

Eine Therapie ist bei dieser Hyperlipoproteinämie, bei der möglicherweise der Transport von Cholesterin aus den Geweben *verbessert* ist, nicht erforderlich.

Sekundäre Hyperlipidämien

Sekundäre Hyperlipidämien sind Fettstoffwechselstörungen, die im Gefolge anderer Erkrankungen auftreten und nach Heilung derselben definitionsgemäß nicht mehr nachweisbar sind.

Die klinische Bedeutung sekundärer Hyperlipoproteinämien besteht in erster Linie darin, daß ihre Erkennung unnötige lipidsenkende Maßnahmen vermeiden hilft. Ferner können sie nützliche diagnostische Hinweise vermitteln, wie z. B. das abnorme Lipoprotein X (LP X) zum Nachweis der Cholestase, und zur besseren Beurteilung der Stoffwechselsituation eines Patienten (z. B. beim Diabetes mellitus oder bei Schilddrüsenfunktionsstörungen) beitragen.

Der Anteil der sekundären Hyperlipidämien unter allen Hyperlipidämien hängt in starkem Maße vom untersuchten Kollektiv ab. Bei Screeninguntersuchungen überwiegen bei weitem primäre Hyperlipidämien. Im Patientengut in der Praxis und besonders in der Klinik ist der Anteil sekundärer Hyperlipidämien wesentlich höher und kann in Spezialabteilungen überwiegen.

1. Diabetes mellitus.
2. Lebererkrankungen:
   a) akute und chronische Hepatitis,
   b) Cholestase, primär biliäre Zirrhose,
   c) Alkoholismus, Zieve-Syndrom.
3. Nierenerkrankungen:
   a) Niereninsuffizienz, „urämische" Hyperlipidämie,
   b) Zustand nach Nierentransplantation,
   c) nephrotisches Syndrom.
4. Schilddrüse:
   Hypothyreose.
5. Dysproteinämien, Bindung von Lipoproteinen:
   a) multiples Myelom, Makroglobulinämie,
   b) Lupus erythematodes, Autoimmunhyperlipidämien,
   c) Amyloidose.
6. Exogene Ursachen:
   a) Alkohol,
   b) Medikamente („Pille", Thiaziddiuretika, Kortikoide).
7. Sonstige:
   Akromegalie, Anorexia nervosa, Arthritis, Glykogenosen, Hyperparathyreoidismus, Hypophysenunterfunktion, idiopathische Hyperkalzämie, Infektionen, maligne Erkrankungen, Morbus Cushing, Porphyrie, Schwangerschaft, Stein-Leventhal-Syndrom.

Diabetes mellitus

Das gemeinsame Vorkommen von Diabetes und Hyperlipidämie (Hypertriglyzeridämie) ist sehr häufig. Die Entscheidung, ob die Fettstoffwechselstörung sekundär oder primär ist, läßt sich in den meisten Fällen nicht oder nur retrospektiv treffen. Eine eindeutig sekundäre Hyperlipidämie findet sich bei der ketoazidotischen Stoffwechselentgleisung. Hier besteht die Kohlenhydratstoffwechselstörung vor der Fettstoffwechselstörung, und ein wesentliches Kriterium einer sekundären Hyperlipoproteinämie, nämlich die Reversibilität bei erfolgreicher Behandlung der Grundkrankheit, ist erfüllt. Umgekehrt lassen sich bei endogenen Hypertriglyzeridämien (Typ-IIb-, Typ-V-Hyperlipidämien) in 60–80% der Fälle latente oder manifeste Störungen der Glukosetoleranz nachweisen. Die Fettstoffwechselstörung ist sowohl bezüglich des Zeitpunktes des Auftretens als auch bezüglich der

Schwere führend; der Diabetes ist typischerweise insulinunabhängig und nicht ketotisch. Dazwischen ist das Heer der Diabetiker vom Erwachsenentyp angesiedelt, bei denen die Blutzuckerwerte ziwschen 14,0 und 19,5 mmol/l (250 und 350 mg/dl) und die Triglyzeridspiegel zwischen 2,3 und 3,4 mmol/l (200 und 300 mg/dl) liegen. Die Patienten sind meist über 50 Jahre alt und übergewichtig. In der Mehrzahl dieser Fälle läßt sich nicht entscheiden, welche der beiden Stoffwechselstörungen führt bzw. als primär bezeichnet werden kann, da einerseits das wesentliche Kriterium für die sekundäre Fettstoffwechselstörung bei der Zuckerkrankheit, nämlich die Normalisierung der Blutfette bei optimaler Diabeteseinstellung, insofern nicht geprüft werden kann, als diese optimale Einstellung in der Regel nicht erreicht wird, und umgekehrt die Gewichtsreduktion als Grundlage der Therapiemaßnahme sowohl eindeutig primäre Hyperlipoproteinämien als auch sekundäre Hypertriglyzeridämien beim Erwachsenendiabetes zum Verschwinden bringen kann.

Mit diesen Einschränkungen folgen wir Gries u. Mitarb. (1976), die als wesentliches Kriterium für die sekundäre Fettstoffwechselstörung bei der Zuckerkrankheit die Normalisierung der Blutfette bei guter Diabeteseinstellung (Nüchternblutzucker < 6,7 mmol/l (< 120 mg/dl), postprandialer Blutzucker < 8,3 mmol/l (< 150 mg/dl) ansehen. Werden Triglyzeridspiegel von 2,3 mmol/l (200 mg/dl) trotz guter Einstellung überschritten, ist eine primäre Hyperlipoproteinämie mit Diabetes anzunehmen. Noch weiter vereinfacht definieren Fredrickson u. Levy (1972) alle Hyperlipidämien beim nichtketotischen Diabetes als primär.

Häufigkeit

Die Häufigkeit der Hyperlipidämie bei Diabetes hängt neben der Blutzuckereinstellung von Alter, Körpergewicht und Geschlecht der Patienten ab und liegt beim typischen Altersdiabetiker (Übergewicht, Alter über 50) bei über 50%. Bezüglich der Pathogenese der Hyperlipidämie bei Diabetes läßt sich unterscheiden:

1. Beim Insulinmangeldiabetes (jugendlicher Diabetes) eine vermehrte Triglyzeridproduktion durch erhöhte Plasmakonzentration von freien Fettsäuren und ein gestörter Katabolismus von Triglyzeriden bzw. triglyzeridreichen Lipoproteinen, möglicherweise durch die insulinmangelbedingte Störung im Lipoproteinlipasesystem. Bei fetthaltiger und insbesondere fettreicher Kost kommt es zur diabetischen Lipämie im engeren Sinne, einer Hyperchylomikronämie, die durch Insulin reversibel ist.

2. Beim Diabetes vom Erwachsenentyp sind alle Bedingungen für eine Triglyzeridüberproduktion (VLDL-Überproduktion) gegeben: erhöhte Blutzuckerspiegel, erhöhte Insulinspiegel und Adipo-

sitas. Die Mechanismen sind ähnlich oder identisch mit den für primäre Hyperlipidämien mit Typ-IV-Muster (s. S. 33) geschilderten. Eine Korrektur der Adipositas führt meist zur Normalisierung aller Parameter.

Klinik

Wie beim hyperlipidämischen Nichtdiabetiker sind spezifische klinische Zeichen der (sekundären) Hyperlipidämie selten. Eine akute Xanthomatose, vor der Verfügbarkeit von Insulin offensichtlich recht häufig, gelangt nur dann zur Beobachtung, wenn exzessiv hohe Triglyzeridspiegel (> 23–34 mmol/l (> 2000–3000 mg/dl) mehrere Wochen persistieren. Die eruptiven Xanthome treten vorwiegend an den Streckseiten der Extremitäten, an den Oberschenkeln und Hüften auf und unterscheiden sich nicht von jenen bei ausgeprägter Typ-I- oder Typ-V-Hyperlipoproteinämie. Auch akute Oberbauchsyndrome bzw. Pankreatitiden und eine Lipaemia retinalis können dann auftreten.

Wesentlich bedeutsamer für Verlauf und Prognose des Diabetes mellitus scheint die meist mäßig schwere Hypertriglyzeridämie des erwachsenen Diabetikers zu sein. Wahrscheinlich weist die Arteriosklerose des Diabetikers, die zum Myokardinfarkt oder zur peripheren arteriellen Verschlußkrankheit mit Befall der großen Gefäße führt und inzwischen die Haupttodesursache darstellt, eine kausale Beziehung zum Risikofaktor Hyperlipidämie auf.

Diagnose

Zur *Erfassung der Hyperlipidämie* bei Diabetes genügen Triglyzerid- und Cholesterinbestimmung. Die HDL-Cholesterinwerte sind erniedrigt. Aufrahmen von Chylomikronen bzw. eine entsprechende Chylomikronenbande in der Lipoproteinelektrophorese belegen die Verwertungsstörung exogener Triglyzeride bei Insulinmangel oder zu hoher Nahrungsfettmenge. Der Schweregrad der Zuckerstoffwechselstörung wird durch Bestimmung von Blutzucker, Messung von Urinzucker, Azeton und den oralen Glukosetoleranztest beurteilt. Die Entwicklung einer diabetischen Nephropathie läßt sich durch die Bestimmung von Harnstoff bzw. Kreatinin im Serum sowie das Auftreten einer Proteinurie belegen und kompliziert die sekundäre Hyperlipidämie des Diabetes.

Therapie

Für die *Diättherapie* der sekundären Hyperlipidämie bei Diabetes mellitus gelten zunächst ähnliche Regeln wie beim Erwachsenendiabetes ohne Hyperlipidämie. Im Vordergrund steht die Gewichtsreduktion durch Kontrolle der Energiezufuhr mit der Nahrung (s. S. 106).

Eine stärkere Fettbeschränkung ist bei der exogenen diabetischen Hyperlipidämie erforderlich, jedoch ist im allgemeinen ihre Beseitigung nur durch Insulin möglich. Die *medikamentöse Therapie* der sekundären Hyperlipidämie des Diabetes hat das Ziel einer guten Diabeteseinstellung. Die Auswahl der Medikamente richtet sich nach anerkannten Kriterien der Diabetestherapie. In vielen Fällen bringt die Verwendung des Insulins zusätzlich zur Diät eine wesentliche Verminderung erhöhter Blutfettwerte. Der Einsatz lipidsenkender Medikamente läßt sich aus theoretischen Gründen rechtfertigen, darf jedoch heute noch nicht als unbestritten gelten. Angesichts der dominierenden reinen oder vorwiegenden Hypertriglyzeridämien stehen dabei Clofibrat oder eines seiner Derivate (vor allem Bezafibrat oder Fenofibrat) im Vordergrund. Der beim Diabetes mellitus häufig eingeschränkten Nierenfunktion ist bei der Dosierung Rechnung zu tragen. Nikotinsäure oder ihre Abkömmlinge (vor allem das β-Pyridylcarbinol) können in hohen Dosen die Glukosetoleranz verschlechtern und erscheinen deshalb als wenig geeignet zur Behandlung der diabetischen Hyperlipoproteinämie.

Lebererkrankungen

Im Gegensatz zu der Hyperlipidämie bei Diabetes, bei Nierenerkrankungen oder bei der Hypothyreose ist die klinische Bedeutung der Fettstoffwechselstörungen bei Lebererkrankungen gering. In der Regel normalisieren sich Hyperlipidämien bei Ausheilung der Lebererkrankung und verschwinden mit deren Progredienz. In vielen Fällen von Lebererkrankungen lassen sich allerdings wertvolle *diagnostische* Hinweise durch die Untersuchung der veränderten Lipoproteinmuster gewinnen (Cholestase, s. unten). Lipoproteinveränderungen bei Lebererkrankungen erlauben schließlich in hervorragendem Maße das Studium wichtiger physiologischer und pathophysiologischer Aspekte des Fettstoffwechsels, der zentralen Rolle des Organs Leber in diesem Geschehen entsprechend.

1. Bei *akuter Hepatitis* und im Rahmen eines Schubes einer chronischen Hepatitis ist das Vorliegen einer Hypertriglyzeridämie die Regel. Sie erreicht ihr Maximum in der 2.–3. Erkrankungswoche einer akuten Hepatitis und normalisiert sich parallel dem Verlauf der Transaminasen. Beim Hinzutreten einer Cholestase ist daneben auch ein Anstieg von Cholesterin und Phospholipiden zu beobachten, der durch das Auftreten des abnormen Lipoproteins X (Lp X, s. unten) verursacht wird. Viel charakteristischer als die chemischen Lipidveränderungen sind diejenigen in der Lipoproteinelektrophorese, wo bei Verwendung der Fettfärbung in der akuten Phase der Erkrankung eine hochgradige Abschwächung oder gar ein Verschwinden der α- und Prä-β-Banden zugunsten einer hohen und breiten β-Bande zu beob-

achten ist. Das Wiederauftreten der Prä-β- und vor allem der α-Bande ist ein frühes Zeichen eines günstigen Verlaufes der Hepatitis.

In Studien mittels Ultrazentrifugation konnte gezeigt werden, daß die breite β-Bande neben den LDL durch eine Akkumulation von IDL bedingt ist. Sie entsteht als Folge einer Störung des Abbaus triglyzeridreicher Lipoproteine im Plasma im Verlauf der Hepatitis, als deren mögliche Ursache kürzlich ein transitorischer Mangel an hepatischer Triglyzeridlipase (HTGL) identifiziert werden konnte. Die Veränderungen der HDL sind bedingt durch eine mangelhafte Synthese ihrer hauptsächlichen Apoproteine A1 und A2 und damit eine abnorme HDL-Apoproteinzusammensetzung. Anstelle von Triglyzeriden binden diese abnormen HDL zudem reichlich Gallensäuren; dies erklärt ihre verminderte Anfärbbarkeit durch Fettfarbstoffe.

2. Die am längsten bekannte Fettstoffwechselstörung bei Lebererkrankungen sind die Hypercholesterinämie und Hyperphosphatidämie der *primären biliären Zirrhose,* die mit Ikterus, Pruritus und ausgeprägten Xanthelasmen und Xanthomen einhergehen kann. Den Lipidveränderungen liegt vor allem das Auftreten des Lipoprotein X in der LDL-Fraktion zugrunde. Das LP X, ein besonders cholesterin- und phosphatidreiches Lipoprotein, kommt darüber hinaus bei allen Lebererkrankungen mit intra- oder extrahepatischer Cholestase vor und ist der sicherste laborchemische Parameter für die Störung des Galleabflusses. Außer bei Cholestase findet sich das LP X nur noch bei dem sehr seltenen familiären LCAT-Mangel (s. S. 45).

3. *Alkoholische Hyperlipidämie, Zieve-Syndrom. Alkoholkonsum* führt zu einer reproduzierbaren und raschen Vermehrung der Plasmalipide, insbesondere der Triglyzeride bei Normalpersonen. Der Effekt ist gesteigert, wenn Alkohol zusammen mit einer fetthaltigen Mahlzeit konsumiert wird. In der Pathogenese der alkoholischen Hyperlipoproteinämie spielt eine gesteigerte hepatische VLDL-Produktion die Hauptrolle. Daneben führt die akute Alkoholeinnahme aber auch zu Störungen des Katabolismus triglyzeridreicher Lipoproteine, bedingt durch eine Verminderung der Aktivität der Lipoproteinlipase (LPL).

Das *Zieve-Syndrom* ist die ausgeprägte Folge der geschilderten Mechanismen. Es ist charakterisiert durch Hypertriglyzeridämie, Ikterus und leichte hämolytische Anämie. Die Genese der letzteren ist noch nicht erklärt. Alkoholbedingte Hyperlipidämie bzw. Zieve-Syndrom sind bis zu einem gewissen Stadium der Leberbeteiligung rasch und völlig reversibel. Bei einem erheblichen Prozentsatz der Patienten einer Lipidambulanz besteht eine alkoholinduzierte bzw. akzentuierte Hypertriglyzeridämie.

Diagnose

Zur *Erfassung von Hyperlipidämien* bei Lebererkrankungen sind die Bestimmung von Triglyzeriden und Cholesterin, von Transaminasen sowie die klinische Untersuchung und die Anamnese (Alkohol) Minimalforderungen. Eine erhöhte Glutamyltranspeptidase (GGT) bei normaler alkalischer Phosphatase und nur geringfügig erhöhten Transaminasen legt eine alkoholische Genese der Fettstoffwechselstörung nahe (Differentialdiagnose Metastasenleber). Transaminasenerhöhungen und Hepatomegalie können sowohl bei primären, mit Vermehrung der Triglyzeride einhergehenden Hyperlipoproteinämien als auch bei vielen der zu sekundären Hyperlipoproteinämien führenden Krankheiten (s. S. 57) beobachtet werden.

Je nach Art und Schwere der Lebererkrankung kommen unterschiedliche Lipoproteinmuster zur Darstellung. Typisch für die akute (und auch chronische) Hepatitis sind Fehlen von α- und Prä-β-Lipoproteinbanden bei verstärkter Anfärbung der β-Bande. Bei alkoholinduzierten Hyperlipidämien besteht häufig ein Typ-V-Muster. Im Frühstadium können α-Lipoproteine und HDL-Cholesterin vermehrt, bei zunehmender Leberschädigung vermindert sein. Bei Alkoholkarenz bildet sich das Typ-V-Muster in wenigen Tagen über ein Typ-IV-, -III- und -II B-Muster zur Norm zurück.

Das Auftreten des LP X weist auf das Vorliegen einer intra- oder extrahepatischen Cholestase hin; die Menge des LP X korreliert mit dem Schweregrad und der Dauer der Cholestase.

In letzter Zeit wurde vermehrt auf Erhöhung der γ-GT und der Triglyzeride als Folge von Medikamenteneinnahme („Pille", Hydantoin, Phenobarbital) hingewiesen. Als Ursache wird eine Enzyminduktion angenommen, die sich durch die Erhöhung der γ-GT und eine vermehrte Triglyzeridproduktion manifestiert.

Therapie

Eine spezielle Therapie der Lipidabnormitäten bei Hepatitis ist weder möglich noch erforderlich. Die Hypertriglyzeridämie durch erhöhten Alkoholkonsum ist auch nach jahrelangem Bestehen rasch und völlig reversibel (Abb. **19**). Problematisch ist die Therapie der Hyperlipidämie bei der primären biliären Zirrhose. Die Kortikosteroidbehandlung beeinflußt die Lipidspiegel eher ungünstig; Cholestyramin wird häufig zur Besserung des Pruritus gegeben.

Nierenerkrankungen

Sekundäre Hyperlipoproteinämien stellen bei chronischen Nierenkrankheiten einen häufigen Befund dar. Da kardiovaskuläre Erkrankungen auf arteriosklerotischer Grundlage bei diesen Patienten als

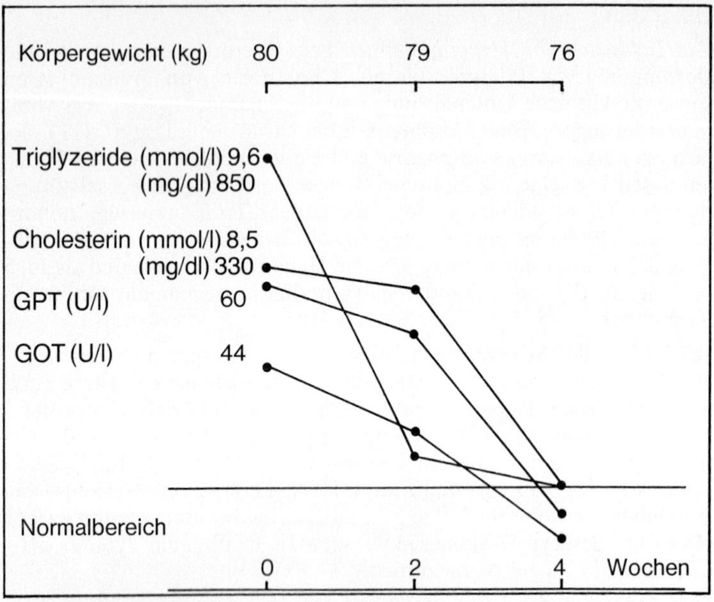

Abb. **19** Einfluß von Alkoholkarenz auf Plasmalipidspiegel und Leberwerte bei alkoholinduzierter Hyperlipidämie

Todesursache bei weitem überwiegen, kommt diesem Befund erhebliche klinische Bedeutung zu.

Hyperlipoproteinämie bei konservativ behandelter fortgeschrittener Niereninsuffizienz und unter Hämodialyse („urämische" Hyperlipoproteinämie)

Etwa 30–40% der Patienten mit konservativ behandelter fortgeschrittener Niereninsuffizienz und etwa 60% derjenigen unter Hämodialyse zeigen eine Vermehrung der Blutfette. Dabei dominiert das Typ-IV-Muster nach FREDRICKSON, die reine oder vorwiegende Hypertriglyzeridämie. Im Vergleich mit dem Gesunden sind aber auch die atherogenen LDL im Mittel deutlich erhöht. Die HDL-Cholesterin- und Apoproteinspiegel werden meist stark vermindert gefunden. Es liegt somit eine Fettstoffwechselstörung von ausgeprägter atherogener Bedeutung vor.

Pathogenetisch dürften der urämischen Hyperlipoproteinämie in erster Linie Störungen des Abbaus triglyzeridreicher Lipoproteine zugrunde liegen. Für eine Steigerung der endogenen Lipoproteinsynthese, die ebenfalls als Grund für diese Fettstoffwechselstörungen diskutiert wurde, fehlen sichere Hinweise. Ob die von verschiedenen Autoren beobachtete ausgeprägte Verminderung der Aktivität der hepatischen Triglyzeridlipase (HTGL) oder die von anderen Gruppen berichtete reduzierte Aktivität der Lipoproteinlipase (LPL) die alleinige oder nur eine Teilursache dieses Katabolismusdefektes sind, muß offen bleiben. Die starke Verminderung der HDL scheint in erster Linie durch eine Hemmung der hepatischen HDL-Synthese bedingt zu sein.

Hyperlipoproteinämien nach erfolgreicher Nierentransplantation

Gegen 90% der Patienten nach erfolgreicher Nierentransplantation weisen eine Vermehrung der Blutfette auf. Am häufigsten findet sich das Typ-IIb-Muster nach Fredrickson (Hypercholesterinämie mit begleitender Hypertriglyzeridämie), gefolgt von der reinen Hypercholesterinämie (dem Typ-IIa-Muster). Die atherogenen LDL sind meist stark erhöht, die HDL wie bei den urämischen Patienten deutlich vermindert. Eine hohe Atherogenität dieser Fettstoffwechselstörung ist somit anzunehmen.

Pathogenetisch dürfte der Hyperlipoproteinämie nach Nierentransplantation in erster Linie die obligate Behandlung mit Kortikosteroiden zur Vermeidung der Abstoßungsreaktion zugrunde liegen. Die Langzeitanwendung von Kortikosteroiden steigert die hepatische VLDL- und damit mittelbar auch die LDL-Produktion. Grad und Häufigkeit der Blutfettvermehrung nach Nierentransplantation scheinen von der verabreichten Kortikosteroiddosis direkt abhängig zu sein. Durch die alternierende Gabe der Kortikosteroide lassen sich Häufigkeit und Schweregrad der Blutfettvermehrung deutlich reduzieren, doch ist diese Maßnahme wegen einer möglicherweise geringeren Immundepression nicht allgemein durchführbar.

Hyperlipoproteinämie beim nephrotischen Syndrom

Die Vermehrung der Blutfette stellt beim nephrotischen Syndrom einen nahezu obligaten Befund dar. Dabei handelt es sich fast ausschließlich um Hyperlipoproteinämien mit Typ-II-Muster. Bei den schweren Formen mit ausgeprägter Hypoproteinämie findet sich neben der Hypercholesterinämie sehr oft eine begleitende Hypertriglyzeridämie (Typ-IIb-Muster); leichtere Fällen zeigen überwiegend eine reine Hypercholesterinämie (Typ-IIa-Muster). Die Hyperlipoproteinämie erreicht meist ein erhebliches Ausmaß. Nach der Behebung der Proteinurie und dem damit verbundenen Anstieg der Serumeiweißkonzentration ist die nephrotische Hyperlipoproteinämie sehr rasch reversibel; kurzfristig läßt sie sich sogar durch die Infusion von Albumin oder Dextran partiell korrigieren.

Die Frage nach der atherogenen Bedeutung der Hyperlipoproteinämie beim nephrotischen Syndrom ist umstritten. Während verschiedene Untersuchungen an meist nur kleinen Patientenkollektiven eine erhöhte Herzinfarktinzidenz für gegeben erachten, zeigen andere Studien das Gegenteil. Wohl sind die atherogenen LDL beim nephrotischen Syndrom stark erhöht, doch werden in der Regel auch normale bis sogar erhöhte HDL-Konzentrationen gemessen. Die relativ hohen HDL-Spiegel und die meist kurze Dauer der Blutfettveränderungen berechtigen zur Annahme, daß die nephrotische Hyperlipoproteinämie keinen erstrangigen Risikofaktor arteriosklerotischer Gefäßveränderungen darstellt.

Als Ursache der Hyperlipoproteinämie beim nephrotischen Syndrom ist in erster Linie eine Steigerung der hepatischen Lipoproteinproduktion zu nennen. Dabei scheint es, daß die Hypoproteinämie über letztlich bis heute ungeklärte Mechanismen (erniedrigter onkotischer Druck als Folge der Hypoalbuminämie?) nicht nur die Synthese von Proteinen, sondern auch diejenige von Lipoproteinen in der Leber steigert. Die beim schweren nephrotischen Syndrom zu beobachtende begleitende Hypertriglyzeridämie dürfte in erster Linie die Folge einer Überlastung des lipolytischen Systems im Plasma durch die großen anfallenden VLDL-Mengen sein. Aufgrund kürzlicher Untersuchungen scheint die Lipoproteinlipase (LPL) den limitierenden Faktor darzustellen.

Eine sehr ähnliche Fettstoffwechselstörung wie beim nephrotischen Syndrom ist auch in der Folge der kontinuierlichen peritonealen Langzeitdialyse (CAPD) zu beobachten. Dieses Dialyseverfahren verursacht große Eiweißverluste durch das Dialysat und demzufolge eine Hypoproteinämie, welche die hepatische Lipoproteinproduktion stimuliert. Daneben finden sich bei diesen Patienten entsprechend der Einschränkung ihrer Nierenfunktion die urämischen Lipoproteinveränderungen.

Therapie

Die Hyperlipoproteinämien bei konservativ und durch Hämodialyse behandelten Patienten mit fortgeschrittener Niereninsuffizienz und bei solchen nach Nierentransplantation besitzen eine bedeutende Atherogenität. Der Gedanke ihrer Behandlung liegt damit nahe. Sowohl für die diätetische wie auch für die medikamentöse lipidsenkende Behandlung bei diesen Patientengruppen ergeben sich jedoch zahlreiche Probleme, welche die Behandlungsmöglichkeiten sehr stark einschränken. Zunächst erscheint der Versuch, die urämische Hyperlipoproteinämie durch einfache diätetische Maßnahmen günstig zu beeinflussen, berechtigt. Dabei stehen der Verzicht auf Alkohol und auf den Konsum rasch resorbierbarer Kohlehydrate (Zucker!) im Vordergrund. Auch die Diättherapie der Hyperlipoproteinämien bei Patienten nach Nierentransplantation ist vertretbar und umfaßt in erster Linie die Vermeidung eines möglichen Übergewichtes und die Reduktion des Fettverzehrs. Wegen den relativ bescheidenen Erfolgsaussichten sollten die Diätverordnungen bei diesen ohnehin in ihrer Lebensqualität beeinträchtigten Patienten zurückhaltend gehandhabt werden.

Noch mehr Zurückhaltung ist bei der Verordnung einer zusätzlichen medikamentösen lipidsenkenden Therapie angebracht. Der Beweis ihres Nutzens steht bei den sekundären Hyperlipoproteinämien bei chronischen Nierenkrankheiten noch aus. Die Dosierung muß in jedem Fall dem Grad der Nierenfunktionsstörung angepaßt werden. Da es sich dabei um eine ausgesprochene Langzeittherapie handelt, müssen in jedem Fall die Risiken einer solchen Behandlung sorgsam gegen den zu erwartenden Vorteil abgewogen werden. Bei den bei konservativ und durch Hämodialyse behandelten Patienten mit fortgeschrittener Niereninsuffizienz dominierenden Hypertriglyzeridämien kommt am ehesten die Gabe von Clofibrat in Betracht. Zur Therapie der Hypercholesterinämie nach Nierentransplantation steht der Clofibratabkömmling Bezafibrat im Vordergrund. Wegen bedeutenden unerwünschten Wirkungen und Adhärenzproblemen läßt sich die Gabe der übrigen Standardmedikamente der lipidsenkenden Behandlung (Ionenaustauscher und Nikotinsäurederivate) kaum vertreten.

Angesichts einer wahrscheinlich geringeren Atherogenität und einer raschen Reversibilität sind diätetische oder gar medikamentöse lipidsenkende Maßnahmen bei der sekundären Hyperlipoproteinämie im Rahmen des nephrotischen Syndroms in der Regel nicht erforderlich.

Schilddrüsenerkrankungen

Bei der primären Schilddrüsenunterfunktion kommt es typischerweise zur Erhöhung des Cholesterinspiegels bis etwa 18 mmol/l (700 mg/dl) und frühzeitiger Arteriosklerose, die bei einem athyreoten Kind bereits mit knapp 3 Jahren nachweisbar war. Wegen der Arterioskleroseentwicklung im Zeitraffertempo wurde in Tierexperimenten häufig eine Hypothyreose zur Arterioskleroseinduktion erzeugt. Bei sekundärer Hypothyreose (Hypophyseninsuffizienz) scheint dagegen der Serumcholesterinspiegel normal zu sein.

In der Pathogenese ist der Hauptfaktor ein verlangsamter Katabolismus des Cholesterins, der trotz ebenfalls verlangsamter Cholesterinsynthese (die abhängig von Schilddrüsenhormonen ist) die Hypercholesterinämie (LDL vermehrt) bedingt. Exogene Hypertriglyzeridämien bei gestörtem Lipoproteinlipasesystem sind beschrieben.

Die Labordiagnostik der Schilddrüsenunterfunktion erfolgt am einfachsten durch den T3/T4-Test, ggf. ergänzt durch geeignete Funktionsproben (TSH/TRH-Test).

In einigen Fällen wurde eine Hypercholesterinämie bei erhöhtem TSH-Spiegel und normalem T3/T4-Test beschrieben; die Substitution mit Schilddrüsenhormonen brachte die Hyperlipidämie zum Verschwinden.

Für die Therapie der Hypothyreose ergibt sich als Konsequenz der, wie erwähnt, meist schweren Koronarsklerose, daß die Substitution mit Schilddrüsenhormonen sehr vorsichtig erfolgen muß. Andernfalls kann es zum Auftreten einer akuten Koronarinsuffizienz kommen.

Dysproteinämien, Bildung von Lipoproteinkomplexen im Serum

Bei Patienten mit immunologischen Erkrankungen finden sich gelegentlich Immunglobuline (IGA, IGG), die den Aufbau von Lipoproteinen verzögern. Entweder handelt es sich um eine Bindung der Immunglobuline an Lipoproteine selbst oder an Lipoproteinlipasen.

Meist sind die Triglyzeride erhöht, gelegentlich auch das Cholesterin (Typ-IV- oder -V-Muster). Lipämisches Serum kommt vor; beim multiplen Myelom sind Xanthomatosen beschrieben. Derartige sekundäre Hyperlipidämien wurden bisher beobachtet bei Patienten mit Autoimmunerkrankungen, Lupus erythematodes, multiplem Myelom und bei Karzinomen. Üblicherweise sind allerdings bei Patienten mit Paraproteinämien oder Karzinomen die Lipide eher vermindert. Beim Zusammentreffen von familiärer Hypercholesterinämie und multiplem Myelom kam es zur Bindung des Myelomproteins an die LDL-Fraktion. Ähnliche Tumorhyperlipämien können in verschiedenen Tiermodellen erzeugt werden.

Exogene Ursachen von sekundären Hyperlipidämien

1. Alkohol

Auf die Zusammenhänge zwischen dem Alkoholkonsum und dem Auftreten einer Hyperlipidämie wurde auf S. 62 bereits eingegangen. Die Störung läßt sich keinesfalls nur bei Alkoholikern im engeren Sinne, sondern auch durch Alkoholmengen hervorrufen, deren regelmäßiger Konsum als sozial durchaus akzeptabel gilt (etwa 60 g pro Tag). Dabei ist die individuelle Toleranz sehr unterschiedlich.

Als therapeutische Konsequenz empfiehlt sich bei Patienten mit Hyperlipidämien und regelmäßigem, mäßigem bis starkem Alkoholkonsum, die Diagnostik ex juvantibus (10- bis 14tägige Alkoholkarenz) durchzuführen. Trotz frappierender akuter Erfolge (vgl. Abb. **19**) ist eine Langzeittherapie selten erfolgreich.

2. Medikamente

a) Thiaziddiuretika erhöhen das Gesamt- und LDL-Cholesterin um etwa 10–20%, die Triglyzeride in geringerem Ausmaß. Die HDL-Cholesterin- und Apoproteinspiegel bleiben unverändert. Die diesem Anstieg zugrundeliegenden Mechanismen sind bis heute ungeklärt; hypothetisch wird in erster Linie eine Störung des LDL-Katabolismus vermutet. Da die Thiaziddiuretika als Basisantihypertensiva langfristig eingesetzt werden, stellt sich die Frage, ob diese unerwünschte Wirkung nicht in einem gewissen Ausmaß den Erfolg der antihypertensiven Therapie beeinträchtigen könnte.

b) β-Blocker, als Basisantihypertensiva und zur Behandlung der Angina pectoris langfristig und z. T. in hohen Dosen eingesetzt, scheinen den Fettstoffwechsel zu beeinflussen. Die bisherigen Studienergebnisse sind jedoch sehr kontrovers und lassen keine endgültige Beurteilung zu: sowohl über eine Erhöhung von Cholesterin und Triglyzeriden wie auch über unveränderte und sogar gesenkte Lipidwerte ist berichtet worden (auch HDL-Cholesterinsenkung).

c) *Östrogene,* meist als Komponenten *oraler Kontrazeptiva* eingenommen, führen häufig zu einem meist mäßig ausgeprägten Anstieg des Plasmatriglyzeridspiegels (in einem größeren Kollektiv von 0,77 auf 1,14 mmol/l [von 68 auf 101 mg/dl], also noch im Normalbereich); bei vorbestehender Hyperlipidämie sind massive Entgleisungen des Fettstoffwechsels beschrieben (Triglyzeride bis 34 mmol/l [3000 mg/dl] und Cholesterin bis 13 mmol/l [500 mg/dl], Auftreten einer Pankreatitis und thrombotische Gefäßverschlüsse). Als Mechanismen gelten die Verminderung der Lipoproteinlipaseaktivität und Triglyzeridüberproduktion (VLDL), häufig mit Glukoseintoleranz und Hyperinsulinämie. Ähnliche Mechanismen gelten für die (physiologische) Hyperlipidämie bei Schwangerschaft. Das HDL-Cholesterin steigt an. Für die Gestagene resultiert nach den bisherigen Erfahrungen keine nennenswerte Veränderung der Serumlipide. Vereinzelt wird für die Gestagene sogar ein geringfügiger lipidsenkender Effekt beschrieben, allerdings wird dabei auch das HDL-Cholesterin erniedrigt.

d) *Kortikosteroide* führen nicht nur zu Störungen des Kohlenhydrat-, sondern auch des Fettstoffwechsels (Hypertriglyzeridämie durch vermehrte VLDL-Produktion, Hypercholesterinämie durch vermehrte LDL-Produktion). Kortikosteroidgaben an alternierenden Tagen scheinen die ungünstigen Effekte auf den Fettstoffwechsel zu verringern.

Pädiatrische Aspekte bei Hyperlipidämien

Bei Neugeborenen verschiedener Länder und Rassen liegen die Plasmacholesterinspiegel bei 1,8 mmol/l (70 mg/dl), die Triglyzeridspiegel bei 0,45 mmol/l (40 mg/dl). Das Lipoproteinmuster zeigt nur β- und α-Lipoproteine; Prä-β-(VLDL-) Lipoproteine fehlen.

Mit Beginn der oralen Ernährung und damit der ersten Belastung des Fetttransportsystems kommt es innerhalb von wenigen Wochen zu einem Anstieg des Plasmacholesterins auf 3,9 mmol/l (150 mg/dl) und der Triglyzeride auf 0,8 mmol/l (70 mg/dl). Prä-β-Lipoproteine (VLDL) lassen sich mit elektrophoretischen Methoden erst ab dem 5.–10. Lebensjahr nachweisen.

Der Anstieg der Plasmalipid- und Lipoproteinspiegel wird durch die Art der Säuglingsernährung beeinflußt: Gestillte und mit Vollmilchmischungen (beide Ernährungsformen enthalten reichlich Cholesterin) ernährte Säuglinge zeigen einen stärkeren Anstieg als Säuglinge, die mit den sehr cholesterinarmen adaptierten Nahrungen versorgt werden. Beim Stillen ist allerdings auch die Ernährung der Mutter bedeutsam: In Populationen mit einem geringen Verzehr an gesättigtem Nahrungsfett ist die Muttermilch polyensäurereicher und der Cholesterinspiegel des Säuglings niedriger.

Im Verlauf des Kindes- und Jugendalters steigen die Mittelwerte der Plasmalipidspiegel weiterhin, aber weniger stark an (Tab. **11**), so daß die Unterschiede zwischen dem 1. und 20. Lebensjahr nicht groß sind.

In Populationen mit einer hohen Rate an Über- und Fehlernährung (Kalorien, gesättigte Fette) kommt es jedoch bei einem erheblichen Prozentsatz von Kindern nicht nur zur Adipositas, sondern auch zu einem beschleunigten Anstieg der Plasmalipidkonzentrationen. Die Hyperlipidämiehäufigkeit bei Schulkindern in Deutschland dürfte um 6–8% (Cholesterin > 6,0 mmol/l [> 230 mg/dl], Triglyzeride > 1,35 mmol/l [> 120 mg/dl]), ähnlich wie in den USA, liegen. In diesen Populationen tritt dann zwischen dem 20. und 30. Lebensjahr, besonders bei Männern, ein steiler Anstieg der Blutfettspiegel auf.

Tabelle **11** Lipide bei Kindern und Jugendlichen in mmol/l (mg/100 ml)

	Triglyzeride		Cholesterin	
	Mittelwert	Oberer Grenzwert	Mittelwert	Oberer Grenzwert
bei Geburt	0,40 (35)	0,90 (80)	1,8 (70)	2,6 (100)
1. Lebensjahr	0,80 (70)	1,36 (120)	4,4 (170)	6,0 (230)
20. Lebensjahr	0,80 (70)	1,60 (140)	4,7 (180)	6,0 (230)

Die Gruppe von Kindern mit Hyperlipidämien enthält auch heterozygote Merkmalträger der familiären Hypercholesterinämie (Typ-II-Hyperlipoproteinämie), bei denen erhöhte β-Cholesterin- und meist Gesamtcholesterinkonzentrationen bereits bei der Geburt im Nabelschnurblut nachgewiesen werden können. Nach mehreren Studien liegt die Häufigkeit der familiären Hypercholesterinämie beim Neugeborenen zwischen 0,3 und 1%. Die familiäre Hypercholesterinämie dürfte demnach für 10–20% der Hyperlipidämien im Kindesalter verantwortlich sein. Wegen hoher HDL-Cholesterinwerte als Ursache eines mäßig erhöhten Cholesterinspiegels bei Jugendlichen ist dieser Parameter jedenfalls vor der Diagnosestellung zu messen. In einigen Studien, unter Einschluß farbiger Jugendlicher, war das HDL-Cholesterin in bis zu 50% erhöht.

Auf die vorliegenden Daten zur Prognose der familiären Hypercholesterinämie wurde bereits eingegangen (s. S. 50). Manifestationen der koronaren Herzkrankheit sind bei Heterozygoten ab dem 20.–30. Lebensjahr zu erwarten, während sie bei homozygoten Kindern schon in den ersten Lebensjahren auftreten können. Diese Angaben stammen aus Untersuchungen zur Prävalenz der koronaren Herzkrankheit (Querschnittsuntersuchungen), während prospektive Langzeituntersuchungen zur Ermittlung der Inzidenz bei Kindern weder für die familiäre Hypercholesterinämie noch für die häufigeren sporadischen Hyperlipidämien vorliegen. Familienuntersuchungen bei Kindern mit Hyperlipidämien weisen jedoch auf eine erhöhte Hyperlipidämiehäufigkeit bei Verwandten ersten Grades hin, für die sowohl genetische als auch der Familie gemeinsame Umweltfaktoren verantwortlich sein könnten. Derartige Familienuntersuchungen weisen auch eine erhöhte Rate von koronarer Herzkrankheit der erwachsenen Angehörigen von Kindern mit Hyperlipidämie aus.

Zur *Prophylaxe und Therapie der Hyperlipidämien bei Kindern und Jugendlichen* besteht Übereinstimmung, daß Überernährung und Bewegungsmangel möglichst frühzeitig angegangen werden sollen. Eine vernünftige Reduktion des Fettverzehrs und des Nahrungscholesterins erscheint ebenfalls bereits bei Kindern ratsam, während von extremen Ernährungsformen abgeraten werden muß (Bedarf des wachsenden Organismus an essentiellen Nährstoffen). Eine ausreichende Versorgung mit essentiellen Nährstoffen ist am sichersten durch eine vielfältig zusammengesetzte gemischte Kost gewährleistet.

Trotz Fehlens prospektiver Studien sind u. E. energische Therapiemaßnahmen bei Kindern und Jugendlichen mit familiärer Hypercholesterinämie indiziert, insbesondere, wenn die familiäre Anamnese bezüglich der koronaren Herzkrankheit ungünstig ist oder komplizierende Risikofaktoren vorliegen. Hier müssen alle diätetischen Möglichkeiten zur Senkung des Serumcholesterins – bzw. der LDL-Konzentrationen – genutzt (s. S. 81) und, bei ausbleibender Normalisierung, zusätzlich medikamentös eingegriffen werden. Zur medikamentösen Therapie liegen die meisten Erfahrungen mit Anionenaustauschern vor. Damit kann zusätzlich zu der bei ambulanter Diättherapie etwa 10–15% betragenden Senkung der Cholesterinspiegel eine ca. 25%ige Senkung (also insgesamt etwa 40%) von Gesamt- und LDL-Cholesterin erreicht werden.

Die Dosierung von Cholestyramin beträgt unter fortlaufender Kontrolle bis 0,6 g/kg/Tag in 2 Dosen, Colestipol bis 0,5 g/kg/Tag. Die Langzeitadhärenz ist bei den erforderlichen Dosen nicht gut (< 50% der Kinder). Die Versorgung mit fettlöslichen Vitaminen (A, D, E, K) sowie mit Folsäure muß überwacht werden.

Von der D-Thyroxin-Gabe bei Kindern ist vorerst wegen der Wirkung auf das TRF-TSH-System abzuraten.

Schwerwiegende therapeutische Probleme stellen *homozygote Kinder und Jugendliche* dar. Hier bestehen immer ausgeprägte Xanthome und häufig bereits im Kleinkindalter klinische Symptome einer koronaren Herzkrankheit oder eines xanthomatösen Herzfehlers (supravalvuläre Aortenstenose). Eine kombinierte diätetisch/medikamentöse Therapie ist indiziert. An Medikamenten wurden Cholestyramin und Nikotinsäure vorgeschlagen, wobei die Bindung von Nikotinsäure an Cholestyramin die getrennte Verabreichung zu unterschiedlichen Zeiten erforderlich macht. Die Therapieerfolge sind nicht zufriedenstellend. Eine experimentelle Maßnahme, bisher bei etwa drei Dutzend solcher Kinder durchgeführt, ist das Anlegen eines portokavalen Shunts, nachdem diese Operation bei Kindern mit Glykogenosen zu einer drastischen Senkung des Cholesterinspiegels geführt hatte. Diese war auch bei mehreren Kindern mit homozygoter Typ-II-Hyperlipoproteinämie nachweisbar. Aus einer derartigen Untersuchung stammt auch der eindrucksvolle Nachweis der Regression einer Koronarsklerose bei einem 12jährigen Mädchen. Neuerdings wird an einigen Zentren die Plasmapherese mit gutem Erfolg durchgeführt (2mal/Woche bis 1mal in 2 Wochen). Trotz der erheblichen psychischen und finanziellen Belastung scheint dieses Verfahren, vergleichbar der Hämodialyse, am erfolgversprechendsten. Spezifische Immunadsorber für LDL-Cholesterin werden derzeit entwickelt.

Hypolipidämien

Primäre Hypolipidämien

1. An-α-Lipoproteinämie (Tangier-Krankheit).
2. A-β-Lipoproteinämie (Bassen-Kornzweig-Syndrom).
3. Hypo-β-Lipoproteinämie.

Sekundäre Hypolipidämien

1. Verminderte Synthese:
   a) fortgeschrittene Leberzirrhose, Stauungsleber,
   b) Autoimmunhypo-β-Lipoproteinämie.
2. Malabsorption:
   a) Sprue,
   b) Morbus Whipple,
   c) chronische Pankreatitis,
   d) Zustand nach Darmresektion,
   e) Morbus Addison.
3. Verstärkter Katabolismus:
   a) Hyperthyreose,
   b) steroidproduzierendes Nebennierenrindenadenom.
4. Chronische Anämie.
5. Bestimmte Tumoren.

Primäre Hypolipidämien

Die primären Hypocholesterinämien sind durchweg seltene Erkrankungen, die jedoch als Experimente der Natur für die medizinische Forschung große Bedeutung erlangt haben. Das Fehlen bestimmter Lipoproteine und die damit verbundenen pathophysiologischen Phänomene erlauben Rückschlüsse auf die normale Bedeutung dieser Makromoleküle.

Tangier-Krankheit

Charakteristisch für diese Erkrankung ist das Fehlen der α-Lipoproteine (HDL), einhergehend mit einer Cholesterinesterspeicherung im gesamten retikuloendothelialen System. Bisher wurden 19 Fälle beschrieben. *Als Leitsymptom gelten eigenartig orangefarbene vergrößerte Tonsillen* (auch Rektumschleimhaut orange), verbunden mit einer *Hypocholesterinämie* (1,0–2,8 mmol/l ≙ 40–110 mg/dl) bei normalen bis erhöhten Triglyzeridspiegeln. Chylomikronen und VLDL sind normal; die LDL-Fraktion enthält mehr Triglyzeride als normal. Die Apolipoproteine A I sowie C I und C II sind stark vermindert. Durch die bei dieser Erkrankung auftretende Cholesterinesterspeicherung wurde auf die physiologische Rolle der HDL beim Abtransport des Cholesterins aus Geweben geschlossen. Hierfür haben sich inzwischen weitere Anhaltspunkte ergeben (s. S. 11). Allerdings findet bei der Tangier-Krankheit die Cholesterinesterspeicherung im retikuloendothelialen System statt; eine allgemeine Arteriosklerose tritt nicht auf. Neurologische Komplikationen können die an sich gute Prognose verschlechtern; eine Therapie ist noch nicht möglich.

A-β-Lipoproteinämie

Hier fehlen β-Lipoproteine; die Chylomikronenbildung ist gestört, so daß Nahrungsfette nicht aus der Dünndarmmukosa abtransportiert werden können. Seit der Erstbeschreibung durch BASSEN u. KORNZWEIG sind etwa 50 Fälle bekanntgeworden. Der Serumcholesterinspiegel liegt zwischen 0,5 und 2,1 mmol/l (20 und 80 mg/dl), der Triglyzeridspiegel zwischen 0 und 0,23 mmol/l (0 und 20 mg/dl). Schwere Organdefekte durch das völlige Fehlen von Apolipoprotein B (transportiert auch Vitamin A) bestimmen den Verlauf (neuropathische Ataxie, Retinitis pigmentosa, Akanthozytose, Fettmalabsorption). Die ersten Symptome treten ca. 4 Wochen nach der Geburt auf, ähnlich einer Zöliakie. Eine Darmmukosabiopsie erlaubt die Diagnosestellung. Die Therapie ist symptomatisch.

Hypo-β-Lipoproteinämie

Bisher bei 8 Familien diagnostiziert, scheint es sich im Gegensatz zum völligen Fehlen des Apolipoprotein B bei der A-β-Lipoproteinämie um eine verminderte Synthese des Apolipoprotein B zu handeln. Die Phospholipide sind besonders niedrig; der Sphingomyelingehalt des Plasmas ist erhöht. Charakteristisch sind verminderte Cholesterinwerte (LDL) bei normalen Triglyzeriden. Symptome der A-β-Lipoproteinämie können angedeutet sein. Die Lebenserwartung ist möglicherweise erhöht.

Sekundäre Hypocholesterinämien

(s. S. 73)

Eine verminderte Cholesterinsynthese mit Hypocholesterinämie bei Leberzirrhose bedeutet in der Regel eine schlechte Prognose, ebenso Cholesterinwerte unter < 3,1 mmol/l (< 120 mg/dl) bei „Stauungsleber". In einer eigenen Untersuchung betrug die Mortalität bei stationär aufgenommenen Patienten mit einem (2mal gemessenen) Cholesterinspiegel < 3,1 mmol/l (< 120 mg/dl) 30%.

Interessant ist die Autoimmunhypo-β-Lipoproteinämie bei Patienten mit primär-chronischer Polyarthritis, wo die auftretenden Antikörper am Produktionsort des Cholesterins zu interferieren scheinen, da der Cholesterinkatabolismus normal verläuft.

Die Hypocholesterinämie bei Fettmalabsoprtion ist insofern bemerkenswert, als hier die endogene Cholesterinsynthese nicht kompensatorisch gesteigert ist, im Gegensatz zur Therapie von Hyperlipoproteinämien mit darmwirksamen (gallensäurebindenden) Substanzen. Die Hypocholesterinämie bei Morbus Addison beruht mindestens z. T. ebenfalls auf einer Fettmalabsorption.

Bei Hyperthyreose ist die hepatische Cholesterinsynthese erhöht, Katabolismus und Ausscheidung durch die Galle sind jedoch noch stärker beschleunigt. Neben der Hypocholesterinämie kann ein abnormes Lipoprotein, das sog. β-HDL, im Plasma nachgewiesen werden.

Ein erhöhter Katabolismus ist wahrscheinlich auch für die Hypocholesterinämie bei einem Nebennierenadenom mit Hirsutismus und stark gesteigerter (bis 5,2 mmol/die ≙ bis 1,5 g/die) Ketosteroidausscheidung im Urin verantwortlich. Möglicherweise kommt es auch zu einer Suppression der Cholesterinsynthese durch Androgene. Postoperativ normalisieren sich die Lipidwerte.

Die Ursache der Hypocholesterinämie bei chronischer Anämie ist unbekannt.

Lipidosen

(Tab. **12**)

Die Lipidosen gehören zur Gruppe der seltenen lysosomalen Speicherkrankheiten. Lysosomen sind Zellorganellen, die hydrolytische Enzyme zum Abbau von Proteinen, Polysacchariden, Nukleinsäuren und komplexen Lipiden enthalten. Vakuolen mit den abzubauenden Zellkomponenten oder von der Zelle aufgenommenen Fremdmaterialien fusionieren mit den primären Lysosomen zu sog. sekundären Lysosomen, in denen das abzubauende Material katabolisiert wird. Die Abbauprodukte werden aus den Lysosomen ausgeschleust und können von der Zelle reutilisiert oder abgegeben werden.

Wenn ein genetischer Defekt zum Mangel eines lysosomalen Enzyms führt, wird das abzubauende Material in sekundären Lysosomen gespeichert und führt gelegentlich zu charakteristischen morphologischen Formationen, z. B. *den membranösen zytoplasmatischen Körperchen* beim Morbus Tay-Sachs. Die Zellfunktion kann durch die hypertrophierten Lysosomen beeinträchtigt werden mit der Folge, daß klinische Erscheinungen auftreten. Der Befall bestimmter Organe ergibt sich im wesentlichen durch das Vorkommen der nicht abbaufähigen Substanzen in diesen Geweben und Organen.

Die Symptome dieser Gruppe von Erkrankungen manifestieren sich meist im Säuglings- und Kindesalter durch somatische Entwicklungsstörungen und mehr oder weniger ausgeprägte psychische oder neurologische Symptome. Bei späterer Manifestation können ZNS-Abnormitäten fehlen.

Mit Ausnahme des Morbus Fabry (geschlechtsgebunden-rezessiv am X-Chromosom vererbt) sind die Lipidosen autosomal-rezessiv vererbt. Es ist heute in fast allen Fällen möglich, heterozygote Genträger (die klinisch unauffällig sind) durch Bestimmung der relevanten Enzyme in Leukozyten oder Fibroblastenkulturen oder in Serum und Urin zu identifizieren. Derartige Untersuchungen ermöglichen eine genetische

Tabelle **12** Lipidosen

Krankheit	Speichersubstanz	Betroffenes Enzym	Klinik	Therapie und Prognose	Leitsymptome
Niemann-Pick (verschiedene Typen)	Sphingomyelin	Sphingomyelinase	Beginn beim Säugling, progrediente psychiatrisch neurologische Symptomatik; Sphingomyelinspeicherung im zentralen Nervensystem und RES; Hepatosplenomegalie;	keine Therapie, Tod innerhalb weniger Jahre,	Hepatosplenomegalie beim Säugling oder Kleinkind; ZNS-Symptome, kirschroter Makulafleck; Speicherzellen im Knochenmark
			selten Beginn in später Kindheit ohne neurologische Ausfälle	beim späteren Beginn Prognose günstiger	
Morbus Gaucher	Glukozerebroside	β-Glukosidase	Beginn in jedem Alter infantile a) und juvenile b) Form: a) akut maligne Form, progressive neurologische Symptomatik Kachexie und Idiotie, b) subakute juvenile Form, progressive neurologische Symptomatik,	keine Therapie möglich, Tod vom 2.–30. Lebensjahr	Hepatosplenomegalie, erhöhte saure Serumphosphatase, Schaumzellen im Knochenmark und ZNS-Symptome
			c) Erwachsenenform, chronische Form, Hepatosplenomegalie mit Anämie, Leukopenie, Thrombopenie, Gaucher-Zellen mit Zerebrosidspeicherung im RES, Knochenbeteiligung	Prognose durch interkurrente Infekte und hämorrhagische Diathese bestimmt. Häufig jedoch gut; keine spezifische Therapie	Knochenschmerzen, Panzytopenie mit Infektanfälligkeit und hämorrhagischer Diathese, Hepatosplenomegalie

Globoidzell-leukodystrophie, Morbus Krabbe	Galakto-zerebrosid	β-Galakto-sidase	Beginn im 4. Monat mit Degeneration der weißen Substanz im ZNS; diffuse ZNS-Symptomatik	keine Therapie möglich, Tod meist im 2. Lebensjahr	
metachromatische Leukodystrophie, Morbus Scholz	Sulfatid	Sulfatasen	Manifestation meist vor dem 3. Lebensjahr, gelegentlich im Erwachsenenalter; Gangstörungen, Entwicklungsstillstand, Sprechstörungen, Lähmungen, schließlich Enthirnungsstarre mit Blindheit und Idiotie; bei der adulten Form Psychose und Demenz	keine Therapie, Tod der kindlichen Patienten meist vor dem 6. Lebensjahr	Polyneuropathie, ZNS-Symptomatik
Angiokeratoma corporis diffusum universale, Morbus Fabry	Ceramid-trihexosid	α-Galakto-sidase	charakteristische Hautveränderungen als angiokeratotische Papeln, Aneurysmen und Varixknoten der Konjunktiven, Mediaverdickung der Gefäße, Niereninsuffizienz	Behandlungsversuch mit Hämodialyse oder Nierentransplantation, Entwicklung der Niereninsuffizienz in der 3.–7. Dekade	krisenartige Schmerzen in Füßen und Händen, Angiokeratome, Niereninsuffizienz
GM-2 Gangliosidose, Tay-Sachs infantile amaurotische Idiotie	Gangliosid GM-2	Hexosami-nidase	Beginn um den 6. Lebensmonat; progressiver Verlust von geistigen und körperlichen Funktionen; charakteristische Augenhintergrundveränderungen, Erblindung und Idiotie; Gangliosidspeicherung im ZNS	keine Therapie möglich; Lebenserwartung 3–4 Jahre, Tod im Kindesalter	kirschroter Fleck der Retina, Erblindung, Schädelvergrößerung, ZNS-Symptomatik

Tabelle **12** (Fortsetzung)

Krankheit	Speichersubstanz	Betroffenes Enzym	Klinik	Therapie und Prognose	Leitsymptome
GM-1 Gangliosidose Typ I generalisiert	Gangliosid GM-2	β-Galaktosidase	infantile generalisierte Form: Befall neuraler und nichtneuraler Organe, Manifestation nach der Geburt	keine Therapie möglich Tod meist im 2. Lebensjahr	kirschroter Fleck der Retina, Erblindung, Schädelvergrößerung, ZNS-Symptomatik
Typ II juvenile Form			juvenile Form: Beginn im 1. Lebensjahr, Entwicklung einer spastischen Tetraplegie	Tod im 3.–10. Lebensjahr	
			Anhang		
Heredopathia atactica polyneuritiformis (Morbus Refsum)	Phytansäure		Polyneuropathie mit Ataxie, hohes Liquoreiweiß, normale Zellzahl; Schwerhörigkeit, Retinitis pigmentosa, Speicherung von Phytansäure im Mesenchym sowie Nervensystem; alle Altersklassen betroffen; Neigung zu spontanen Remissionen und Schüben	Therapieversuch mit Vermeidung von phytol- und phytansäurehaltiger Nahrung (Chlorophyll); Verlauf meist jahrzehntelang	Polyneuropathie, Nachtblindheit, Retinitis pigmentosa, zerebellare Ataxie

Alle geschilderten Lipidosen mit Ausnahme des Morbus Fabry werden autosomal-rezessiv vererbt.

Beratung von Mitgliedern befallener Familien. Durch Enzymbestimmungen in Amnionzellkulturen ist darüber hinaus eine pränatale Diagnostik zur Erkennung homozygoter Feten möglich. Eine wirksame Therapie ist im allgemeinen nicht verfügbar.

Die Tab. **12** bringt eine orientierende Zusammenstellung dieser klinisch seltenen, jedoch pathophysiologisch hochinteressanten Syndrome. Eine aktuelle, detaillierte Darstellung findet sich im Handbuch der Inneren Medizin, Band 7/4 von SCHETTLER u. Mitarb.

Therapie der Fettstoffwechselstörungen

Ernährungsmaßnahmen

Ernährungsmaßnahmen (Tab. **13**) stehen deshalb an erster Stelle der Therapie, weil sie, wie beim Diabetes mellitus, den wichtigsten manifestationsfördernden Faktor, nämlich die Über- und Fehlernährung zu beseitigen suchen. Für die häufigen Hyperlipidämien (Hypercholesterinämien und endogene Hypertriglyzeridämien bzw. Typ-IIa-, -IIb-, -III-, und -IV-Hyperlipoproteinämien) sind folgende Prinzipien zu beachten, die im Einzelfall wie angegeben geringgradig modifiziert werden können:

- 1. Reduktion der Kalorienzufuhr bei Übergewicht

Eine Überernährung läßt sich bei mehr als 80% der Patienten mit Fettstoffwechselstörungen nachweisen. Ihre Beseitigung führt häufig zur Normalisierung erhöhter Lipidspiegel. Die Maßnahme ist am wirksamsten bei den Hypertriglyzeridämien (Typen IIb, III und IV). Bei Überernährung ist nicht nur häufig die Zufuhr derjenigen Nährstoffe gesteigert, die Lipidspiegel ungünstig beeinflussen (gesättigte Nahrungsfette, Nahrungscholesterin, Zucker und Alkohol), sondern es kommt auch zu einer erhöhten endogenen Produktion von Triglyzeriden und von Cholesterin. Beide pathogenetisch bedeutsamen Phänomene werden durch eine kalorienverminderte Ernährung eliminiert.

Tabelle **13** Ernährung bei Hyperlipidämien

	wirkt auf TG	Chole-sterin	prä-β	β-LP	Hyper-lipoprotein-ämie Typ
Kontrolle der Energiezufuhr	++	(+)	++	(+)	IIb, III, IV, V
Zucker, Alkohol↓	+	–	+	–	IIb, III, IV, V
gesättigte Nahrungsfette↓↓	(+)	++	(+)	++	IIa, b, (III, IV)
Nahrungs-cholesterin↓	–	+	–	+	IIa, b, (III)
mehrfach ungesättigte Nahrungsfette↑	(+)	+	(+)	+	IIa, b, (III, IV)
Ballaststoffe	(+)	+	(+)	+	IIa, b, (III, IV)

• 2. Reduktion der Zufuhr an gesättigtem Fett auf unter 10% der Gesamtkalorien

Vorwiegend gesättigt sind tierische Streich- und Kochfette, aber auch harte Pflanzenfette (Plattenfette). Gesättigte Fette in größeren Mengen finden sich in versteckter Form in Lebensmitteln wie Fleisch, Wurst (Fleisch und Wurst = 60% der Zufuhr gesättigter Fette), Käse und anderen Milchprodukten. Hier sind magere Sorten zu bevorzugen. Die Maßnahme ist besonders wirksam bei Hypercholesterinämie (Typ-II-Hyperlipoproteinämie). Der Gesamtfettgehalt sollte unter 35 kJ% (kcal%) liegen.

Die cholesterinspiegelsteigernde Wirkung gesättigter Nahrungsfette wurde aufgrund zahlreicher epidemiologischer Beobachtungen vermutet und durch systematische Untersuchungen beim Versuchstier und insbesondere beim Menschen gesichert. Die Veränderungen des Serumcholesterinspiegels durch eine Änderung des Fettverzehrs, der auch die unter 3. und 4. genannten Maßnahmen berücksichtigt, sind vorhersagbar und lassen sich durch die Keys'sche Formel berechnen.

$$\Delta \text{Chol} = 1{,}2\,(2\Delta S' - \Delta P) + 1{,}5\,\Delta Z$$

S' = % der Nahrungsenergie aus Triglyzeriden gesättigter Fettsäuren – Triglyzeride der Stearinsäure

P = % der Nahrungsenergie aus Triglyzeriden mehrfach ungesättigter Fettsäuren

Z^2 = mg Nahrungscholesterin/1000 kJ (kcal).

Die Formel gilt bei üblicher Fettmenge, jedoch nicht bei extrem fettarmen oder fettreichen Kostformen. Außerdem sind selbstverständlich Nahrungsfaktoren zwar wichtige, aber nicht alleinige Determinanten des Serumcholesterinspiegels, der auch durch hereditäre und ethnische Faktoren, durch körperliche Aktivität u. a. beeinflußt wird. Im Einzelfall können deshalb die durch Ernährungsumstellung erzielten Veränderungen des Serumcholesterinspiegels mehr oder weniger deutlich von den Vorhersagewerten abweichen. Generell ließe sich jedoch die cholesterinspiegelsteigernde Wirkung von 1 g gesättigter Fette durch die doppelte Menge mehrfach ungesättigter Fettsäuren aufheben.

Die Forderung nach einer Reduktion des Gesamtfettverzehrs stützt sich sowohl auf epidemiologische Beobachtungen geringer Infarktraten in Populationen mit niedrigem Fettverzehr als auch auf ungünstige Wirkungen einer bei hoher Fettzufuhr ausgeprägten postprandialen Lipämie mit Bildung kurzlebiger, atherogener Lipoproteine und Beeinflussung von Gerinnungsparametern.

• 3. Reduktion der Cholesterinzufuhr unter 0,8 mmol (300 mg) pro Tag

Tabelle **14** Die wichtigsten Cholesterinlieferanten in unserer Kost (mmol = mg × 0,0026) (Verzehrdaten 36- bis 50jähriger Männer) (aus: Ernährungsbericht, *Deutsche Gesellschaft für Ernährung* 1976)

Lebensmittel		Cholesterin mg/100 g	Cholesterin mg pro Tag
Eier		200	417 (1 Ei 280)
Fleisch		180	70
Butter	60	115	280
Milch	35		12
Käse	20		100 (45 % F. i. Tr.)
Wurst		90	100
Sonstige		45	
		630 mg	

Obwohl Cholesterin endogen synthetisiert wird, trägt das mit der Nahrung zugeführte in deutlichem Maße zur Erhöhung von Serumcholesterinwerten bei. Cholesterin findet sich hauptsächlich in tierischen Fetten und Lebensmitteln (Tab. **14**). Deren Einschränkung führt auch zu verminderter Cholesterinzufuhr. Außerdem sollten Eier und Innereien gemieden werden. Die Maßnahme ist besonders wirksam bei Hypercholesterinämie (Typ-II-Hyperlipoproteinämie). Die Bedeutung der Cholesterinzufuhr mit der Nahrung wird häufig mit dem Hinweis auf die mit ca. 2,6 mmol (1000 mg) pro Tag fast doppelt so große endogene Cholesterinproduktion bezweifelt. Die Abb. **16** belegt den deutlichen Einfluß von Nahrungscholesterin auf Serumcholesterinspiegel beim Menschen (pro 0,26 mmol [100 mg] Nahrungscholesterin etwa 0,13 mmol/l [5 mg/dl] △ Serumcholesterin) und die Forderung einer Reduktion der Cholesterinzufuhr unter 0,8 mmol (300 mg)/Tag. In der Regel ist eine bezüglich der gesättigten Fette reduzierte Kost auch eine cholesterinarme Kost, da nur die tierischen Fette als bedeutsame Lieferanten gesättigter Fettsäuren Cholesterin enthalten, pflanzliche Fette jedoch cholesterinfrei sind.

- 4. Ersatz gesättigter Fette durch mehrfach ungesättigte Fettsäuren (bis etwa 10% der Gesamtjoule [Gesamtkalorien])

Dies betrifft insbesondere Koch- und Streichfette mit einem hohen Gehalt an mehrfach ungesättigten Fettsäuren (Sonnenblumenöl, Maiskeimöl, Sojaöl, Färberdistelöl [Safloröl] und daraus hergestellte Margarinesorten (Abb. **20**). Die Maßnahme ist besonders wirksam bei Hypercholesterinämie (Typ-II-Hyperlipoproteinämie), wobei der Quotient von mehrfach ungesättigten zu gesättigten Fettsäuren als

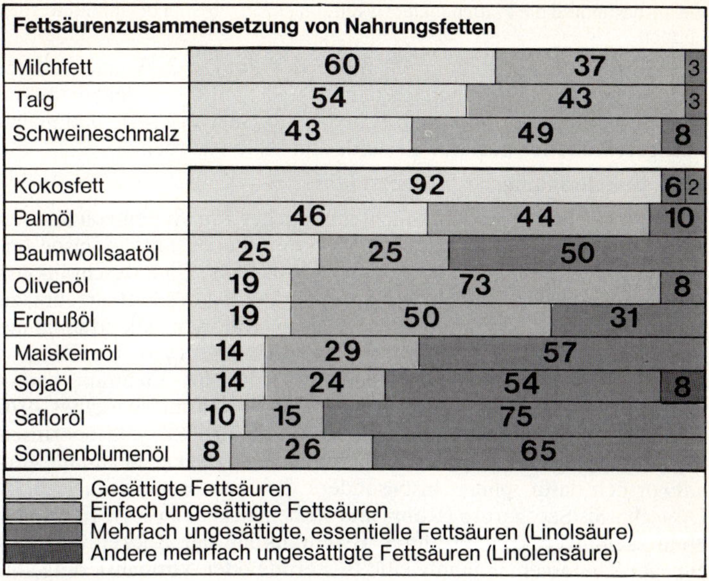

Abb. **20** Fettsäurezusammensetzung der Nahrungsfette

Kriterium der Fettmodifikation dient und größer als 1 sein sollte. Die Wirkung der mehrfach ungesättigten Fettsäuren (Polyensäuren), insbesondere der in entsprechenden Pflanzenölen bei weitem vorherrschenden Linolsäure, ist prinzipiell unabhängig von der gleichzeitigen Manipulation der gesättigten Fette. In praxi finden beide Maßnahmen – Beschränkung der Zufuhr gesättigter Fette und Verwendung von Fetten und Ölen mit einem hohen Gehalt an mehrfach ungesättigten Fettsäuren – gleichzeitig Anwendung, um einerseits eine erwünschte Verminderung des Gesamtfettverzehrs, zum anderen eine für mitteleuropäische Verhältnisse realisierbare Ernährungsumstellung zu erreichen.

Nach den vorliegenden ausführlichen Untersuchungen bei Tier und Mensch und durch die Beobachtungen von Bevölkerungsgruppen mit einem gegenüber den Verhältnissen der BRD schon immer erhöhten Konsum entsprechender Pflanzenöle können Nebenwirkungen der empfohlenen Ernährungsumstellung ausgeschlossen werden. Dies gilt insbesondere für das Auftreten von Malignomen. Ein vermehrtes Vorkommen von Cholelithiasis, in einer epidemiologischen Studie postuliert, ließ sich in der größten entsprechenden Untersuchung nicht bestätigen. Dagegen liegen Befunde vor, daß durch mehrfach ungesättigte Fettsäuren nicht nur Blutlipidspiegel, sondern z. B. auch Gerinnungsparameter, insbesondere die Plättchenklebrigkeit, im günstigen Sinn beeinflußt werden können.

Eine Ernährungsumstellung im Sinne der Punkte 2, 3 und 4 ist als Prophylaxe der Hypercholesterinämie und damit von degenerativen Gefäßerkrankungen von zahlreichen nationalen und internationalen Fachgesellschaften auch für Gesunde empfohlen worden.

• 5. Einschränkung der Zuckerzufuhr

Zu berücksichtigen sind hier nicht nur Zucker zum Süßen von Speisen und Getränken, sondern vor allem Zucker in Lebensmitteln, insbesondere in Backwaren und in bestimmten Obstsorten. Eine Beschränkung des Zuckerverzehrs führt, wie die Einschränkung des Fettverzehrs, zu einer deutlichen Einsparung an sog. *leeren* Kalorien. Die Maßnahme ist besonders wirksam bei Hypertriglyzeridämien (Typ-IIb-, -III- und -IV-Hyperlipoproteinämie). Neben der Rolle als Lieferant häufig überflüssiger Kalorien, nach den Daten des Ernährungsberichtes 1976 bei einigen Altersgruppen bis 10 kJ% (10 kcal%), sind spezifisch triglyzeridspiegelsteigernde Mechanismen von Zucker bekannt. Verantwortlich dafür scheint insbesondere die Fruktosekomponente des Disaccharids Saccharose (Rohr- und Rübenzucker) zu sein. In einigen Untersuchungen konnten durch Beschränkung der Zuckerzufuhr als einziger Therapiemaßnahme eine Besserung oder Normalisierung von Triglyzeridspiegeln erreicht werden.

• 6. Einschränkung oder Elimination des Alkoholkonsums

Alkohol, im Bundesdurchschnitt bei erwachsenen Männern Lieferant von etwa 10% der Gesamtkalorien, führt über verschiedene Mechanismen in vielen Fällen zur Erhöhung der Serumtriglyzeridspiegel. Alkoholische Getränke werden im allgemeinen auch als Kalorienlieferanten erheblich unterschätzt. Alkohol ist wie Zucker sowohl Lieferant häufig unerwünschter *leerer* Joule (Kalorien) als auch durch seinen Stoffwechsel spezifisch triglyzeridspiegelsteigernd (s. S. 62). Eine Alkoholwirkung, zumindest im Sinne einer Mitverursachung einer Hypertriglyzeridämie, ist bei einem erheblichen Teil der Patienten einer *Lipidambulanz* anzunehmen.

• 7. Erhöhung der Ballaststoffe

Die vor allem in komplexen Kohlenhydraten (Vollkornprodukte, Gemüse, Kartoffeln, Obst) vorkommenden unverdaulichen Ballaststoffe senken den Cholesterinspiegel um ca. 10% (wahrscheinlich über Bildung von Gallensäuren); hinsichtlich der Triglyzeride scheint der Haupteffekt eine Erniedrigung der postprandialen Werte zu sein (verlangsamte Resorption, bessere Utilisation). Wirksam in isolierter Form sind vor allem die gelbildenden Ballaststoffe wie Guar und Pektin, während Kleie sich hinsichtlich der Cholesterinspiegel neutral verhält.

Die *Realisierung dieser Prinzipien* ist wie folgt möglich: Die *Festlegung des Kalorienbedarfs* (quantitative Ernährungsumstellung) ergibt sich aus dem aktuellen Körpergewicht, dem Idealgewicht und der empfohlenen Energiezufuhr (vgl. Tab. **20**): Bei Übergewicht muß die verordnete Kalorienmenge *unter* der empfohlenen Zufuhr bleiben, bei Normalgewicht soll sie sich daran orientieren.

Für die *erforderliche Änderung der Ernährung* (qualitative Ernährungsumstellung) kann unterschiedlich vorgegangen werden.

a) Bestehen keine oder nur geringe Gewichtsprobleme und nur mäßig erhöhte Blutlipidspiegel, sind häufig Diät*berechnungen* nicht erforderlich. Als Richtlinie für die Ernährungsumstellung genügt häufig eine Liste geeigneter und weniger geeigneter Lebensmittel und Getränke (Tab. **15**). Geringgradig erhöhte Triglyzeridspiegel lassen sich nicht selten ohne jede Diätberechnung durch eine *Monotherapie* wie Weglassen von Zucker und zuckerhaltigen Lebensmitteln oder alkoholischen Getränken beseitigen.

b) Sollen sowohl die Energiezufuhr als auch die Art der Nährstoffe exakt dosiert werden, gelingt dies:
   - anhand von kompletten Tagesdiätplänen (Schlierf u. Mitarb. 1976) (für den Patienten einfach, aber monoton),
   - anhand von Tagesplänen mit Rahmenplan und Austauschlisten (vgl. Tab. **22**) (für die Mehrzahl der Patienten geeignet – ermöglicht Abwechslung ohne Mühe),
   - durch selbständige Berechnung seitens des Patienten anhand von Lebensmitteltabellen (Schlierf u. Mitarb. 1976) (anspruchsvoll, verlangt gute Kenntnisse, dann aber sehr variabel).

Für manche Patienten wird eine grundlegende Diätumstellung einfacher sein; bei allen Fettstoffwechselstörungen kann z. B. eine laktovegetabile Kost empfohlen werden, die sehr fettarm ist und viele komplexe Kohlenhydrate enthält. Durch Wegfall salzreicher Fleischprodukte wird gleichzeitig die Na-Zufuhr in der Regel erheblich vermindert.

Körperliche Bewegung

Zahlreiche Untersuchungen belegen den Wert vermehrter körperlicher Bewegung bei der lipidsenkenden Therapie. Sowohl Nüchtern- als auch postprandiale Triglyzeridspiegel lassen sich deutlich und dauerhaft beeinflussen. Die Cholesterinspiegel bleiben mehr oder weniger unverändert. Das Lipoproteinmuster verschiebt sich zugunsten des HDL-Cholesterins. Als Richtzahlen für das erforderliche Maß an körperlicher (sportlicher) Bewegung sind mindestens 3mal pro Woche je 10–15 Min. bei einer Pulsfrequenz von 180 minus Lebensal-

Tabelle **15** Nahrungsmittel für die Dauerdiät bei Fettstoffwechselerkrankungen (aus *G. Schlierf* u. Mitarb.: Ernährung bei Fettstoffwechselstörungen. Thieme, Stuttgart 1976)

	Geeignete Nahrungsmittel im Rahmen der Nährstoffmenge:	Weniger oder nicht geeignet sind:
Fleisch und Wurstwaren	Mageres Fleisch aller Art ohne sichtbares Fett, Schinken und Kassler, kalter Braten, Fleischsülze, Spezialwurstsorten unter 10 % Fett	Innereien (hoher Cholesteringehalt), fettes Fleisch, Speck, handelsübliche fettreiche Wurstsorten, z. B. Cervelat-, Leber-, Blut-, Mett- und Bratwurst. Fleischkonserven in Saucen.
Wild	Alle Arten	
Geflügel	Ohne Haut	Mastgans, Mastente
Fisch und Fischwaren	Magere Sorten Frischfisch, fettreiche Arten nur mäßig, Fischwaren geräuchert, gesäuert oder in Gelee, Konserven ohne Öl oder Sauce	Krustentiere: Austern, Garnelen, Muscheln, Hummer (hoher Cholesteringehalt), Konserven ohne Deklaration des Nährwertes und der Fettsäuren
Eier	Eiklar (evtl. 1 Eigelb pro Woche im Rahmen der erlaubten Cholesterinmenge)	Eigelb (enthält viel Fett und Cholesterin)
Milch und Milchprodukte	Buttermilch, Magermilch u. -pulver, Magermilchjoghurt, Magerquark, fettarme Käsesorten bis zu 30 % Fett i. Tr.	Vollmilch, Kaffeesahne, Kondensmilch, Schlagrahm, Vollmilchjoghurt, Sahnequark, fettreiche Käsesorten
Fette und Öle Bei Übergewicht einschränken	Linolsäurereiche Öle, z. B. Sonnenblumen-, Distel-, Soja- oder Maiskeimöl, ölreiche Spezialmargarine (cremigweiche Sorten)	Butter und Butterschmalz, Schmalz, Talg und Speck, Kokosfett (weißes Speisefett), Konsum-Margarine (hartfeste Sorten)
Gemüse	Alle Arten	
Obst	Alle Arten außer	Weintrauben, Trockenobst, Säfte oder Süßmost in großen Mengen
Kartoffeln	Gekochte Kartoffeln, Kartoffelpüree, Klöße u. ä., Bratkartoffeln und Pommes frites mit linolsäurereichem Öl	Pommes frites, Chips, wenn ungeeignete Fette verwendet werden.

Brot und Nährmittel Bei Übergewicht einschränken	Alle Arten, dunkle Brotsorten bevorzugen	
Kuchen und Torten Bei Übergewicht einschränken	Trockene, fettarme Arten, z. B. Hefeteig oder Quark, Ölteig mit linolsäurereichem Öl und ohne Eigelb zubereitet	Fettreiche Arten, z. B. Sahnetorten, Blätterteig, Fettgebackenes
Süßwaren Bei Übergewicht ungeeignet	Marmelade ohne Zucker mit Süßstoff	Zucker, Honig, Marmelade, Speiseeis, Schokolade, Bonbons
Nüsse Bei Übergewicht ungeeignet	Alle Arten, bevorzugt Wal- und Paranüsse	Kokosnüsse
Getränke	Alle zuckerfreien Getränke, Kaffee, Tee, Mineralwasser, alkoholische Getränke nur nach Rücksprache mit dem Arzt	Obstsäfte, Limonaden und Colagetränke, konzentrierter Alkohol

ter anzunehmen. Eine derartige Anstrengung sollte beim untrainierten Älteren nur nach vorheriger ärztlicher Untersuchung und langsam steigernd durchgeführt werden.

Medikamentöse Therapie der Fettstoffwechselstörungen

Begründung des Einsatzes lipidsenkender Medikamente

In den letzten Jahren mehren sich die Hinweise darauf, daß durch die konsequente medikamentöse Senkung erhöhter Blutfette eine Verminderung der Inzidenz des Herzinfarktes erreicht werden kann: Aufgrund der Ergebnisse mehrerer Studien wurde dies zuerst für das Clofibrat und die Nikotinsäure vermutet. Eine umfangreiche Untersuchung der Weltgesundheitsorganisation in Edinburgh, Prag und Budapest bestätigte die kardioprotektive Wirkung der Clofibratbehandlung.

Wegen erhöhter Gesamtmortalität in der Clofibratgruppe war nach dieser WHO-Untersuchung Clofibrat allerdings in Deutschland vorübergehend aus dem Handel gezogen; inzwischen ist dieses Medikament mit bestimmten Auflagen wieder verfügbar. Die Indikationen haben sich, auch gegenüber der 1. Auflage dieses Buches, nicht geändert. Wie aber bereits an anderer Stelle mehrfach betont, ist bei allen lebenslangen medikamentösen Therapien mit Nebenwirkungen zu rechnen. Gerade auf dem Gebiet der Fettstoffwechselstörungen müssen daher die gut wirksamen diätetischen Maßnahmen bei jedem Patienten konsequent ausgeschöpft werden.

Für die Ionenaustauscher wurden vor kurzer Zeit positive Ergebnisse einer prospektiven Langzeitstudie in den USA publiziert. Diese positiven epidemiologischen Daten werden unterstützt durch angiographische Befunde und durch die Ergebnisse tierexperimenteller Untersuchungen: Angiographische Studien an den Femoralarterien und an den Kranzarterien haben gezeigt, daß es durch eine konsequente Anwendung lipidsenkender Medikamente möglich ist, eine Verlangsamung der Progredienz und sogar eine Regression früher arteriosklerotischer Gefäßveränderungen herbeizuführen. Im Tierexperiment liegen ähnliche Erfahrungen schon seit längerer Zeit vor.

Diese Befunde geben uns heute neben theoretischen Überlegungen eine vermehrte Berechtigung zum Einsatz lipidsenkender Medikamente. Das Bewußtsein um die bis heute noch nicht in allen Teilen sichere Begründung der medikamentösen lipidsenkenden Therapie verpflichtet uns aber, in jedem Fall die Nachteile und Risiken einer solchen Behandlung sorgsam gegen den zu erwartenden Nutzen abzuwägen.

Indikation zum Einsatz eines Lipidsenkers

Die quantitative und qualitative Diät bildet die Grundlage jeder Hyperlipidämiebehandlung. Durch diätetische Maßnahmen lassen sich gegen 90% aller Hypertriglyzeridämien genügend beeinflussen. Weniger gute Resultate ergibt die Diätbehandlung bei reinen oder vorwiegenden Hypercholesterinämien, wo, insbesondere bei familiären Formen, langfristig trotz strenger Beachtung einer fettreduzierten und -modifizierten Kost höchstens mit 10–15% Senkung erhöhter Cholesterinspiegel gerechnet werden darf. Die Frage nach dem Einsatz eines Lipidsenkers stellt sich damit nach dem Ausschluß sekundärer Formen vor allem bei den Hypercholesterinämien sowie bei denjenigen Hypertriglyzeridämien, die ungenügend auf eine kontrollierte Diätbehandlung ansprechen.

Vor dem Einsatz lipidsenkender Medikamente soll während 2–3 Monaten versucht werden, den Lipidspiegel allein durch diätetische Maßnahmen zu beeinflussen. Wenn trotz guter Mitarbeit des Patienten während dieser Diätperiode erhöhte Blutfettwerte persistieren, ist die Anwendung einer lipidsenkenden Substanz zu erwägen. Als Grenzwerte für die Indikation zur medikamentösen Therapie gelten Cholesterinspiegel über 6,5–9,3 mmol/l (250–360 mg/100 ml) und Triglyzeridwerte von mehr als 2,8–3,4 mmol/l (250–300 mg/100 ml) unter kontrollierter Diätbehandlung. Neben Art und Ausmaß der Blutfettvermehrung bestimmen aber noch weitere Faktoren über den Einsatz eines Lipidsenkers: die familiäre Belastung, das Alter des Patienten, seine Zuverlässigkeit, das Vorliegen anderer kardiovaskulärer Risikofaktoren sowie der Nachweis vaskulärer, abdomineller und/oder kutaner Manifestationen der Hyperlipoproteinämie. Nach den Ergebnissen der Framingham-Studie sind auch bei 60–80jährigen Lipidspiegel (zwar nicht Gesamt-, aber LDL- und HDL-Cholesterin) von prognostischer Bedeutung. Wenn das Vorliegen einer signifikanten Hyperlipoproteinämie durch Mehrfachuntersuchungen bestätigt ist, sprechen die folgenden Kriterien für die Anwendung eines Lipidsenkers.

1. Vorliegen anderer kardiovaskulärer Risikofaktoren (vor allem Zigarettenrauchen, arterielle Hypertonie und familiäre Belastung);
2. Nachweis vaskulärer, abdomineller und/oder kutaner Manifestationen der Blutfettvermehrung;
3. Bereitschaft des Patienten, aktiv (Diät! Alkoholabstinenz!) und zuverlässig eine medikamentöse Langzeitbehandlung durchzuführen;
4. Lebensalter, das noch gewisse Erfolgsaussichten der Therapie zuläßt (größte Zurückhaltung bei Patienten über 60–65 Jahren).

Bezüglich einer Altersgrenze für den Einsatz lipidsenkender Medikamente lassen sich heute nur schwer exakte Angaben machen; problematisch erscheint, die Ergebnisse epidemiologischer Untersuchungen bei jungen Patienten einfach zu extrapolieren.

Mehr als 200 Substanzen mit lipidsenkender Wirksamkeit sind im Laufe der letzten Jahre beschrieben worden. Entsprechend groß ist die Zahl der angebotenen Lipidsenker. Die medikamentöse Behandlung stellt eine ausgesprochene Langzeit-, ja unter Umständen sogar lebenslange Therapie dar. Für eine solche Therapie sind deshalb nur Substanzen geeignet, bei denen eine geringe Nebenwirkungsrate Aussicht auf ein günstiges Verhältnis zwischen zu erwartender Risikoverminderung kardiovaskulärer Erkrankungen und den Komplikationen der Therapie erbringt. Legt man diese Überlegungen der Beurteilung lipidsenkender Medikamente zugrunde, dann ergeben sich z. Z. drei Substanzgruppen für die Standardtherapie erhöhter Blutfettwerte:

1. Clofibrat und seine Derivate, Bezafibrat und Fenofibrat,
2. Nikotinsäure und ihre Abkömmlinge und
3. Anionenaustauscher.

Art und Schweregrad der Hyperlipoproteinämie sowie das Alter und der Allgemeinzustand des Patienten (Leber- und Nierenfunktion u. a. m.) bestimmen die Wahl des Lipidsenkers. Selbstverständlich kommt der Einsatz solcher Medikamente nur in Verbindung mit der Fortsetzung der adäquaten quantitativen und qualitativen Diätbehand-

Tabelle **16** Wichtige lipidsenkende Substanzen

Wirksubstanz	Wirkungsmechanismus	Dosierung	Wichtige unerwünschte Wirkungen	Bemerkungen
Clofibrat (z. B. Regelan)	Hemmung der VLDL-Synthese, Förderung des VLDL-Katabolismus	1–2 g/die (2–4×500 mg/die)	Übelkeit, Durchfall, reversible CPK-Erhöhung mit oder ohne Muskelschmerzen; Anstieg der Transaminasen (meist trotz fortgesetzter Behandlung reversibel), Potenzstörungen; erhöhte Inzidenz von Gallensteinen	potenziert den Effekt von Kumarinen (Dosis anpassen!)! Kumulation bei Niereninsuffizienz
Bezafibrat (Cedur)	wahrscheinlich ähnlich wie für Clofibrat	600 mg/die (3 × 200 mg/die)	wahrscheinlich ähnlich wie für Clofibrat; erhöhte Lithogenität der Galle möglicherweise nicht vorhanden	noch keine Langzeitstudien verfügbar, wahrscheinlich ähnlich wie für Clofibrat
Fenofibrat (Lipanthyl)	wahrscheinlich ähnlich wie für Clofibrat	300 mg/die (3 × 100 mg/die)	wahrscheinlich ähnlich wie für Clofibrat	noch keine Langzeitstudien verfügbar, wahrscheinlich ähnlich wie für Clofibrat
Nikotinsäure (Niconacid retard forte) β-Pyridylcarbinol (z. B. Ronicol 300)	Verminderung der VLDL-Synthese Zunahme der Sterolausscheidung im Stuhl	1–3 g/die 900–1200 mg/die (3 × 300 mg/die)	Flush, Pruritis, Diarrhö, Erbrechen, Oberbauchschmerzen (selten Ulcus pepticum); Anstieg der Transaminasen und der Harnsäure; Verschlechterung der Glukosetoleranz	in Verbindung mit der Gabe von Ganglienblokkern Blutdruckabfall möglich; einschleichende Dosierung streng zu den Mahlzeiten
Anionenaustauscher Colestipol (Colestid) Colestyramin (z. B. Quantalan)	Steigerung der fäkalen Gallensäureausscheidung	 15–30 g/die (0,4–0,5 g/kg Körpergewicht) 16–32 g/die (0,5–0,6 g/kg Körpergewicht)	Obstipation, Völlegefühl, Übelkeit, selten bei Langzeitanwendung hoher Dosen: Hypovitaminose (fettlösliche Vitamine), hyperchlorämische Azidose T_3-Erniedrigung	Tagesmenge verteilt auf 2 Dosen ergibt bessere Adhärenz bei gleicher Wirksamkeit; Resorption anderer Medikamente kann behindert werden (s. Text)

lung in Frage. Die Tab. **16** faßt Dosierung, Wirkungsmechanismus und wichtigste unerwünschte Wirkungen dieser Substanzen zusammen.

Die therapeutischen Bemühungen sollten um so intensiver durchgeführt werden, je jünger der Patient ist. Die Diät muß selbstverständlich auch bei medikamentöser Therapie weiter eingehalten werden. An dieser Stelle muß nochmals auf das auf S. 21f. Gesagte verwiesen werden: Ein mindestens einmal kontrollierter Ausgangswert ist ebenso notwendig wie der Ausschluß sekundärer Hyperlipoproteinämien. Der Patient muß über den Sinn und möglichen Nutzen einer medikamentösen Therapie aufgeklärt werden, die in vielen Fällen eine Dauertherapie sein wird.

Die Motivierung für eine lipidsenkende Therapie scheint bei Patienten mit rezidivierenden abdominellen Krisen oder Pankreatitiden und auch bei Beschwerden seitens arterieller Durchblutungsstörungen relativ einfach; trotzdem sind die Probleme der Langzeitadhärenz erheblich. Besonders schwierig zu motivieren sind Patienten, die im Sinne einer primären Prävention behandelt werden sollen (Therapie des Risikofaktors vor Eintritt klinischer Erscheinungen); gerade diese Gruppe von Patienten sollte nach dem heutigen Wissenstand aber wohl am meisten von der Lipidsenkung profitieren. Die sekundäre Prävention durch Lipidspiegelkontrolle als monotherapeutische Maßnahme (z. B. nach bereits eingetretenem Myokardinfarkt) ist nach den Ergebnissen mehrerer Studien noch umstritten. Positiven Befunden stehen die Ergebnisse des Coronary Drug Project (1974) an ca. 8000 Patienten gegenüber, bei denen jedoch die erreichte Senkung des Cholesterinspiegels mit < 10% nicht ausreichend schien.

Bei primärem und besonders bei sekundärem Therapieversagen ist zuerst an mangelhafte Tabletteneinnahme zu denken (nach mehreren Untersuchungen bis zu 60% der Patienten). Selbst bei der folgenschwersten Fettstoffwechselstörung, der familiären Hypercholesterinämie, haben wir in einer kontrollierten Studie bei 30% der Patienten eine mangelhafte Medikamenteneinnahme festgestellt; allerdings sind die subjektiven Nebenwirkungen der bei Hypercholesterinämie wirksamen Medikamente (Cholestyramin, Nikotinsäure) nicht unerheblich. Der Nutzen einer medikamentösen Langzeittherapie bei Lipidsenkung unter 10% ist schwer belegbar; um das Ausmaß der Lipidsenkung beurteilen zu können, sei einmal mehr auf die Bedeutung gut kontrollierter Ausgangswerte hingewiesen.

Bei Hypertriglyzeridämie und kombinierter Hyperlipidämie mit *Triglyzerid- und Cholesterinerhöhung sind Clofibrat, seine Derivate und Nikotinsäurepräparate wirksam.*

Clofibrat und Derivate

Die Mechanismen der lipidsenkenden Wirksamkeit von Clofibrat sind nur teilweise geklärt; eine Verminderung der hepatischen und intestinalen Lipid- und Lipoproteinsynthese, eine vermehrte biliäre Sterolausscheidung sowie eine Aktivierung der Lipoproteinlipase wurden nachgewiesen. Clofibrat wird vollständig resorbiert und liegt im Plasma zum größten Teil an Albumin gebunden vor.

Clofibrat senkt vor allem erhöhte Spiegel triglyzeridreicher Lipoproteine. Die Tagesdosis liegt bei 1 bis 2 g. Langfristig darf mit einer Senkung der Serumtriglyzeride (und damit der VLDL) von 25 bis 50% gerechnet werden. Bei Hypercholesterinämien sind die Behandlungserfolge weit geringer (etwa 10% Reduktion des Gesamt- und LDL-Cholesterins). Der HDL-Cholesterinanteil steigt – wahrscheinlich vor allem als Folge des VLDL-Abfalles – geringfügig an.

Das seit über 15 Jahren klinisch verwendete Clofibrat ist im allgemeinen subjektiv und objektiv gut verträglich. Keine andere lipidsenkende Substanz ist in dieser Hinsicht ähnlich genau untersucht worden. Neben Nausea und Diarrhö sind als hauptsächliche Nebenwirkungen zu beachten: eine Erhöhung der Inzidenz von Gallensteinen (wahrscheinlich durch einen Anstieg der Cholesterinsättigung der Galle bedingt), eine reversible Erhöhung der CPK (mit oder ohne begleitende Muskelschmerzen), Impotenz sowie (sehr selten) Haarausfall und Gewichtszunahme durch antidiuretische Wirkung. Besondere Vorsicht ist bei der Anwendung von Clofibrat bei niereninsuffizienten Patienten (Dosisreduktion!) sowie bei gleichzeitiger Antikoagulation mit Kumarinpräparaten (deren Dosis im allgemeinen auf etwa die Hälfte zu reduzieren ist) geboten.

In den letzten Jahren sind verschiedene Derivate des Clofibrats erprobt und z. T. in den Handel gebracht worden. Unter diesen Präparaten haben vor allem Bezafibrat und Fenofibrat klinische Bedeutung erlangt. Gegenüber dem Clofibrat zeigen diese Substanzen bei vergleichbarer triglyzeridsenkender Wirksamkeit eine erheblich stärkere Reduktion erhöhter Cholesterinwerte (ungefähr 20% zusätzlich zur Diät). Mit beiden Substanzen ist zudem ein Anstieg der HDL-Cholesterinwerte beobachtet worden. Für Bezafibrat konnten wir kürzlich zeigen, daß die Substanz auch die hauptsächlichen Apoproteine der HDL, AI und AII, erhöht. Die Nebenwirkungen dürften, soweit sich dies bisher beurteilen läßt, ähnlich sein wie für Clofibrat. Sowohl Bezafibrat wie Fenofibrat scheinen allerdings im Gegensatz zum Clofibrat keinen wesentlichen Anstieg der Lithogenität der Galle zu verursachen. Wegen der besseren cholesterinsenkenden Wirksamkeit, der stärkeren Steigerung der HDL und der möglicherweise fehlenden Erhöhung der Lithogenität der Galle bei subjektiv und objektiv guter Verträglichkeit hat vor allem das Bezafibrat heute das Clofibrat bei reinen oder vorwiegenden Hypercholesterinämien weitgehend verdrängt. Dies gilt jedoch nicht für die reine oder vorwiegende Hypertriglyzeridämie (Typ-IV-Muster) und das seltene Typ-III-

Muster, wo bisher keine zwingenden Überlegenheitsnachweise für Bezafibrat gegenüber Clofibrat vorliegen. Fenofibrat scheint bei ähnlicher lipidsenkender Wirksamkeit wie Bezafibrat die Leberfunktion etwas stärker zu beeinträchtigen, so daß uns seine Anwendung nur bei guter Leberfunktion und unter regelmäßiger Kontrolle derselben angebracht erscheint.

Nikotinsäure und Derivate

Die Mechanismen der lipidsenkenden Wirkung der Nikotinsäure sind nur teilweise geklärt, obwohl die Substanz seit mehr als 20 Jahren als Lipidsenker Verwendung findet. Nachgewiesen wurden eine Hemmung der Lipolyse im Fettgewebe, eine Verminderung der hepatischen Lipoproteinproduktion und eine vermehrte Cholesterinausscheidung mit der Galle. Nikotinsäure senkt sowohl erhöhte Triglyzerid- (um etwa 20–30%) wie auch Cholesterinspiegel (um etwa 15%). Die HDL zeigen nur geringe Veränderungen. Die erforderlichen Tagesdosen liegen mit 2–3 g sehr hoch. Vor allem zu Beginn ist mit erheblichen Nebenwirkungen der Nikotinsäurebehandlung zu rechnen, wobei Flush, Pruritus, Diarrhö und Oberbauchbeschwerden nicht selten zum Therapieabbruch zwingen. Durch einschleichende Dosierung und Gabe der Nikotinsäure streng zu den Mahlzeiten können diese Nebenwirkungen gemildert werden. Längerfristig fallen vor allem die Verschlechterung der Glukosetoleranz, der Anstieg der Harnsäure sowie (selten) das Auftreten von Magenulzera als bedeutende Nebenwirkungen ins Gewicht. Wegen einer etwas besseren Verträglichkeit und der Möglichkeit zu einer Dosisreduktion auf etwa ein Drittel der Nikotinsäuremenge hat von den Nikotinsäureabkömmlingen vor allem das Betapyridilcarbinol Eingang in die Therapie gefunden. Auch mit dieser Substanz ist aber bei etwa 20% der Patienten mit erheblichen unerwünschten Wirkungen zu rechnen.

Anionenaustauscher

Mit 20–25% Reduktion erhöhter Gesamt- und LDL-Cholesterinspiegel zusätzlich zur Diät sind die Anionenaustauscher die z. Z. wirksamsten „Cholesterinsenker“. Die Triglyzeride steigen unter der Anionenaustauscherbehandlung in der Regel initial während einiger Monate leicht an, um danach wieder zum Ausgangsniveau abzufallen. Die HDL werden nicht verändert.

Der Mechanismus der cholesterinsenkenden Wirkung besteht darin, daß die nicht resorbierbaren Ionenaustauscher-Kunstharze im Darm Chloridionen gegen Gallensäuren austauschen und über eine Verminderung des Gallensäurepools den Cholesterinkatabolismus steigern (Cholesterin ist ein Vorläufer der Gallensäuren). Die vermehrte Sterolausscheidung im Stuhl übersteigt dabei die kompensatorisch gesteigerte endogene Cholesterinsynthese, so daß ein signifikanter Abfall des Serumcholesterins und damit der LDL resultiert.

Colestyramin und Colestipol sind die beiden am meisten verwendeten Ionenaustauscher. Mit 0,5 bis 0,6 g/kg Körpergewicht für Colestyramin und 0,4 bis 0,5 g/kg Körpergewicht für Colestipol ergeben sich große täglich einzunehmende Substanzmengen. Für die Langzeitadhärenz hat sich die Gabe der Ionenaustauscher in zwei Tagesdosen (morgens und abends) ohne Wirkungsverlust gegenüber der dreimaligen Einnahme gut bewährt.

Die hauptsächlichen unerwünschten Wirkungen sind: Obstipation, Völlegefühl und Blähungen. Diese Nebenwirkungen können durch Einnahme der Substanz streng zu den Mahlzeiten mit viel Flüssigkeit (am besten Fruchtsaft, Vorsicht: Kalorien!) wesentlich gemildert werden. Infolge fehlender enteraler Resorption sind systemische Nebenwirkungen kaum zu erwarten. Als seltene unerwünschte Wirkungen der Ionenaustauscher wurden allerdings beschrieben: Hypovitaminose (fettlösliche Vitamine) und hyperchlorämische Azidose (bei Kindern). Für die Praxis wichtig ist die Tatsache, daß Ionenaustauscher die Resorption verschiedener Medikamente (z. B. Digitalis, Thiazide, Antikoagulantien, Kortikosteroide, Thyroxin u. a. m.) behindern können. Andere Medikamente sollten deshalb mindestens 1 Std. vor oder aber frühestens 4 Std. nach der Einnahme des Ionenaustauschers verabreicht werden.

Andere Lipidsenker

- *Probucol,* ein synthetisches Antioxidans, welches bei geringen Nebenwirkungen den Gesamt- und LDL-Cholesterinspiegel um etwa 10–15% senkt (der genaue Wirkungsmechanismus ist nicht bekannt), wird subjektiv und objektiv sehr gut vertragen. Die Triglyzeride bleiben unverändert. Die Substanz eignet sich somit ausschließlich zur Behandlung reiner oder vorwiegender Hypercholesterinämien. Als möglicher Nachteil der Probucolbehandlung ist ein signifikanter Abfall der HDL-Spiegel anzuführen. Probucol liegt in Tablettenform vor und wird in zwei täglichen Gaben (morgens und abends) verabreicht. Die Tagesdosis beträgt 1 g.
- *D-Thyroxin,* die rechtsdrehende Form des Thyroxins, mit etwa 15–20% Senkung des Gesamt- und LDL-Cholesterins ein effektiver Lipidsenker, ist vor allem wegen der Gefahr der ungünstigen Beeinflussung der koronaren Herzkrankheit (vermehrte Angina pectoris, Zunahme der Reinfarkte und gehäufte Arrhythmien veranlaßten seinen Rückzug aus dem Coronary Drug Project) in Frage gestellt worden.

  Wenn auch die neuen Präparate kaum mehr Verunreinigung durch L-Thyroxin aufweisen und damit diese Probleme weniger beinhalten sollten, mahnen eigene Erfahrungen mit dieser Substanz zur Vorsicht. Ihre Verwendung scheint um so weniger gerechtfertigt, als D-Thyroxin keine bessere cholesterinsenkende Wirksamkeit aufweist als andere, bedeutend weniger risikoreiche Substanzen (z. B. Ionenaustauscher, Bezafibrat). D-Thyroxin muß einschleichend verordnet werden. Initial werden 1–2 mg/Tag gegeben und allmählich auf die Erhaltungsdosis von 4–8 mg/Tag erhöht.

– *Sitosterin.* Diese Substanz, ein pflanzliches Sterol und auch in pflanzlichen Lebensmitteln vorkommend, unterscheidet sich in der Struktur unwesentlich von Cholesterin und wird nur in Spuren resorbiert. Sie wirkt über eine verminderte Cholesterinresorption cholesterinsenkend. Nebenwirkungen sind nicht bekannt, mit Ausnahme einer in 3 Fällen beschriebenen Sitosterinxanthomatose durch starke Resorption der Substanz.

Die Einnahme soll vor dem Essen erfolgen; bei familiärer Hypercholesterinämie ist eine Cholesterinspiegelsenkung von 10–15% zu erwarten. Bei verschiedenen flüssigen Sitosterinaufbereitungen scheint eine Dosierung von 3 × 1 g/die ausreichend, bei dem in Deutschland vorliegenden Granulat ist die obige Wirkung mit 3 × 8 g pro Tag erzielt worden.

– *Andere Medikamente:*

Neomyzin (Bykomycin) in einer Dosierung von 0,5–3 g/Tag senkt den Cholesterinspiegel, wahrscheinlich über Bindung von Gallensalzen. Nebenwirkungen sind gastrointestinale Beschwerden. Bei entzündlichen Veränderungen des Darmes kann Neomyzin resorbiert werden und zu schweren neurotoxischen Komplikationen führen. Als Dauertherapie problematisch.

Paraaminosalizylsäure in einer hochgereinigten Form (PAS, USA, Dosierung 6–8 g/Tag) kommt aus der Tuberkulosetherapie, wobei sein lipidsenkender Effekt entdeckt wurde. Es ist in Deutschland nicht eingeführt.

Unverdauliche Kohlenhydrate und *rohfaserreiche* Substanzen (Pektin, Guar u. a.) haben einen geringen cholesterinsenkenden Effekt (weniger als 10%), der für Kleie nicht nachweisbar ist. Die dafür erforderlichen Dosen liegen bei 30 g/Tag.

Östrogene (s. auch S. 69). Nachdem frühere Arbeiten eine deutliche hypocholesterinämische Wirkung beim Menschen belegten, wurden Östrogene im Coronary Drug Project (1974) einbezogen. Neben Feminisierung wurden vermehrt kardiovaskuläre und thromboembolische Komplikationen im Vergleich zur Plazebogruppe registriert und die Studie vorzeitig beendet.

Progesteron (Norethindronazetat, 5 mg/Tag) soll durch eine Steigerung der PHLA bei weiblichen Patienten mit exogener

Hypertriglyzeridämie (Typ V) wirksam sein und kann bei Versagen von Clofibrat und Nikotinsäure versucht werden.

Anabolika (Oxandrolon 3 × 2,5 mg). Auch ihre Wirkung soll durch eine gesteigerte PHLA erfolgen und bei Männern mit exogener Hypertriglyzeridämie (Typ V) wirken.

Kombination von verschiedenen Substanzen

Die Kombination lipidsenkender Medikamente ist an sich zur Verbesserung der Wirkung, zur Vermeidung hoher Dosen der Monosubstanzen und damit vor allem mit dem Ziel einer besseren Verträglichkeit durchaus sinnvoll. Sie setzt aber voraus, daß Medikamente mit verschiedenen Wirkungsmechanismen kombiniert werden, so daß sich deren Effekt zum mindesten additiv verhält. Außerdem ist eine wirksame Dosierung der Einzelsubstanzen notwendig.

Diese Voraussetzungen sind bei zahlreichen im Handel erhältlichen Kombinationspräparaten nicht erfüllt. Dies gilt namentlich für Kombinationspräparate von Clofibrat und Nikotinsäure, bei denen der Nikotinsäureanteil meist sehr stark unterdosiert ist. Für die derzeit verfügbaren Kombinationspräparate steht der in kontrollierten Untersuchungen am Menschen gesicherte Nachweis einer Überlegenheit gegenüber Monosubstanzen zudem noch aus.

Die Kombination lipidsenkender Medikamente mit verschiedenem Wirkungsmechanismus bei wirksamer Dosierung der Einzelsubstanzen kann dagegen bei schweren Hyperlipoproteinämien sinnvoll und notwendig sein. Bei reinen oder vorwiegenden Hypercholesterinämien erscheint vor allem die Kombination eines Anionenaustauscher (z. B. Colestipol 2 × 10 g täglich) mit Clofibrat (1–2 g täglich) oder einem seiner Derivate (z. B. Bezafibrat) als sinnvoll. Auch bei kombinierter Anwendung von Ionenaustauschern und Nikotinsäure lassen sich oft eindrückliche cholesterinsenkende Effekte erzielen. Bei Hyperlipoproteinämien mit vorwiegender Vermehrung triglyzeridreicher Lipoproteine kann der kombinierte Einsatz von Nikotinsäurederivaten (z. B. β-Pyridycarbinol 900–1200 mg pro Tag) und Clofibrat oder seinen Derivaten eine verbesserte Wirkung bringen. Den Kombinationen von Clofibrat und Nikotinsäure wird die Eigenschaft zugeschrieben, daß ihre Anwendung den Anstieg des LDL-Cholesterins verhindert, der nach alleiniger Clofibratbehandlung häufig auftritt. Die klinische Bedeutung dieses Befundes ist allerdings unklar.

Zur Kombinationsbehandlung eignen sich auch „Ballaststoffpräparate“ (Pektin, Guar), die allerdings besser im Rahmen der diätetischen Bemühungen zugeführt werden sollten.

Der Erfolg der kombinierten diätetischen und medikamentösen lipidsenkenden Behandlung hängt im wesentlichen von der Selektion der

Patienten und vom Einsatz des Arztes ab. Bei engmaschiger und intensiver Betreuung und Kontrolle des Patienten dürfen nach eigenen Erfahrungen etwa folgende Ergebnisse erwartet werden: Eine Normalisierung der Serumlipidwerte bei etwa einem Drittel der Patienten, eine deutliche Besserung bei einem weiteren Drittel und keine Veränderungen beim letzten Drittel der Behandelten. Für den Mißerfolg der Therapie bei der letztgenannten Patientengruppe ist in erster Linie eine mangelnde Adhärenz verantwortlich zu machen. Diese Feststellung wird durch die Tatsache unterstrichen, daß bei strenger Kontrolle unter stationären Bedingungen wesentlich bessere Resultate der diätetischen und medikamentösen lipidsenkenden Behandlung zu beobachten sind.

Fettleibigkeit (Adipositas)

Definition

Fettleibigkeit (Obesitas, Adipositas) ist das Symptom einer gestörten Energiebilanz. Der Fettgehalt des Körpers ist dabei sowohl relativ als auch absolut erhöht. Adipositas ist nicht synonym mit Übergewichtigkeit, beide gehen aber meist Hand in Hand.

Üblicherweise spricht man von Adipositas, wenn das Körpergewicht mehr als 20% über dem sog. Normalgewicht liegt.

Klinisch lassen sich zwei Typen unterscheiden. Der eine Typ entspricht der massiven Adipositas. Üblicherweise tritt die Gewichtszunahme hier bereits im Kindesalter ein, wird in der Pubertät verstärkt, um insbesondere bei Frauen durch jede erneute Schwangerschaft weiterhin irreversibel zuzunehmen. Nach erfolgreichen Abmagerungskuren stellt sich in der Regel wieder das Ausgangsgewicht von vor der Kur ein, das meist mehr als 150% des Idealgewichts beträgt. Beim anderen, sehr viel häufigeren klinischen Typ beginnt die Gewichtszunahme erst zwischen dem 20. und 40. Lebensjahr und ist im allgemeinen durch eine Änderung von Umweltfaktoren (Eheschließung mit regelmäßigen Mahlzeiten, Aufnahme des Berufs mit sitzender Tätigkeit, Einstellung sportlicher Betätigung) gut erklärbar. Diese, meist mäßige Adipositas ist in Deutschland außerordentlich häufig und läßt bei entsprechender Motivation gute Therapieerfolge erwarten.

Häufigkeit

Idealgewicht nach den Tabellen der amerikanischen Lebensversicherungsgesellschaften oder geringes Untergewicht liegt nach Daten des Ernährungsberichtes 1976 nur bei 10–15% der Erwachsenen vor. Etwa 50% der Erwachsenen sind deutlich adipös (> 10%) über dem sog. Normalgewicht und damit mindestens 20–25% über dem Idealgewicht. Dieses „Idealgewicht“ alter Prägung gewährleistet die niedrigste Inzidenz von Stoffwechselrisikofaktoren und Hypertonie, während Daten zur Lebenserwartung mittlerweile widersprüchlich sind. Man sollte bei der Auswertung dieser neuen Daten zwischen „gesundem“ Idealgewicht und Untergewicht unterscheiden, wie es beispielsweise bei Rauchern, bereits kranken Personen oder „streßgefährdeten“ Individuen vorliegen kann.

Ätiologie und Pathogenese

Der Mechanismus der Konstanthaltung des normalen Körpergewichtes über Jahre ist ein erstaunliches Phänomen und letztlich noch ungeklärt. Unterschiede der Digestion, Resorption und Utilisierung von Nahrung zwischen Fettleibigen und Normalgewichtigen sind nie nachgewiesen worden. Theorien einer physiologischen Steuerung der Nahrungsaufnahme über Appetit, Hunger und Sättigungsgefühl, über Signale aus dem Magen-Darm-Trakt, über Wärmeproduktion, durch die spezifisch dynamische Wirkung der Nahrungsstoffe oder über Zucker- und Aminosäurestoffwechsel sind für den Mechanismus der Langzeitregulierung des Körpergewichtes unzureichend. Am wahrscheinlichsten ist eine Regulation der Energiebilanz über das Körpergewicht selbst oder die Körperzusammensetzung, wobei die Art und Weise dieser Regelung noch unbekannt ist.

Hinweise für eine unterschiedliche *Futterverwertung,* aus der Tierzucht seit langem bekannt, wurden in einzelnen Studien auch beim Menschen gefunden. Es muß demnach die Möglichkeit diskutiert werden, daß auch beim Homo sapiens die Relation zwischen Wärmeproduktion und Arbeit inter- und intraindividuelle Schwankungen zeigen kann. Derartige Unterschiede sind wahrscheinlich klein und mit bisherigen Methoden nicht präzis erfaßbar. Sie manifestieren sich möglicherweise auch nur unter bestimmten Bedingungen, z. B. bei körperlicher Bewegung. Ein Minimum an körperlicher Bewegung wäre demnach Voraussetzung für eine vermehrte Energieabgabe durch Wärme bzw. bei Überernährung für einen geringeren Fettansatz als berechnet. Entsprechend gibt es sicher Übergewichtige, die trotz stark erniedrigter Energiezufuhr nicht ab- oder noch weiter zunehmen.

Der überragenden Rolle von Umweltfaktoren bei der Genese der Adipositas wird am ehesten eine epidemiologische Betrachtungsweise gerecht (Abb. **21**). Voraussetzung für die Entstehung der Adipositas ist demnach als „Erreger" die Kalorien- bzw. die Energiezufuhr mit der Nahrung. Im Einzelfall modifizieren Faktoren von seiten des Wirtes und seiner Lebenssituation Auftreten und Ausmaß von Übergewicht. Das Zusammenwirken aller genannten Faktoren führt dazu, daß eine perfekte Regulation des Körpergewichtes in Deutschland nur noch bei einer Minderzahl von Erwachsenen stattfindet.

Eine *übermäßige Nahrungsaufnahme* wird begünstigt durch das wachsende Angebot kalorienreicher Nahrungsmittel. Familiäre, soziale und psychische Faktoren sind häufig an einer Störung des Eßverhaltens beteiligt und müssen bei der Therapie berücksichtigt werden.

Auf der *Ausgabenseite* konnte festgestellt werden, daß fettleibige Kinder im Durchschnitt bei alltäglichen Verrichtungen oder bei sport-

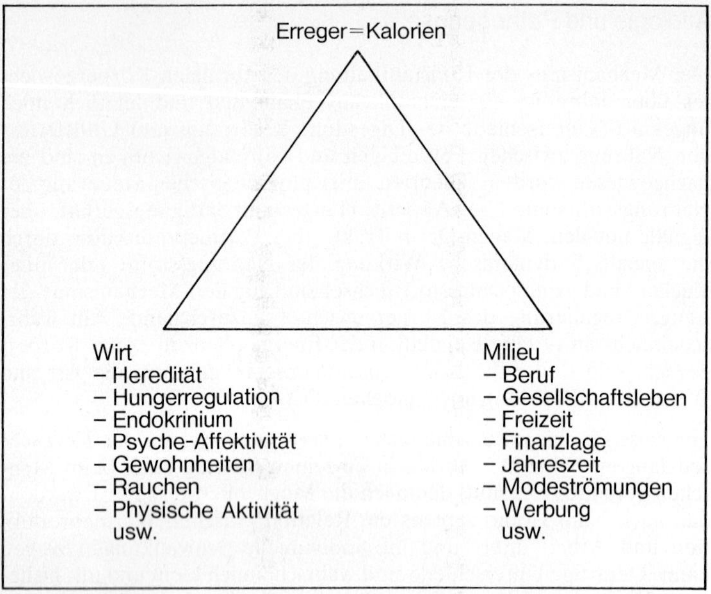

Abb. **21** Darstellung der multifaktoriellen Genese der Adipositas in epidemiologischer Betrachtungsweise (aus *G. Hartmann:* Bibl. „Nutr. et Dieta" 21 [1975] 90)

licher Betätigung wesentlich weniger Energie als ihre normalgewichtigen Altersgenossen aufwenden.

Risikofaktoren für die Entstehung der Fettleibigkeit bei Kindern sind nach den Ergebnissen der Newcastle upon Tyne Studie Fettleibigkeit bei einem Verwandten 1. Grades, ältere Mutter, Einzelkind oder Fehlen eines Elternteils. Wenn 2 dieser Faktoren gleichzeitig vorhanden, resultierte Obesitas mit 60% der Fälle. Von den untersuchten 10jährigen Kindern waren 43% von Geburt an übergewichtig, der Rest hatte nach dem 5. Lebensjahr zugenommen.

Auto, Aufzüge und sitzende Berufe sparen Energie. In diese Kategorie fallen auch die Verringerung der körperlichen Aktivität unter Beibehaltung gewohnter Eßsitten beim Älterwerden und die Gewichtszunahme bei Erkrankungen, welche mit einer vorübergehenden Immobilisierung einhergehen. Selbst die Umgebungstemperatur und damit unsere modernen Heiz- und Bekleidungsmöglichkeiten sind wichtige Regulative der Energieabgabe (Abb. **22**) und führen gegenüber früher zu einer Energieersparnis von ca. 840 kJ (200 kcal)/Tag. In jedem Einzelfall stellt *Adipositas ein Bilanzproblem dar* (Abb. **23**). Stoffwechselstörungen, insbesondere im Bereich des Fettstoffwechsels und Zuckerstoffwechsels, sind sekundär. Sie entwickeln sich erst im

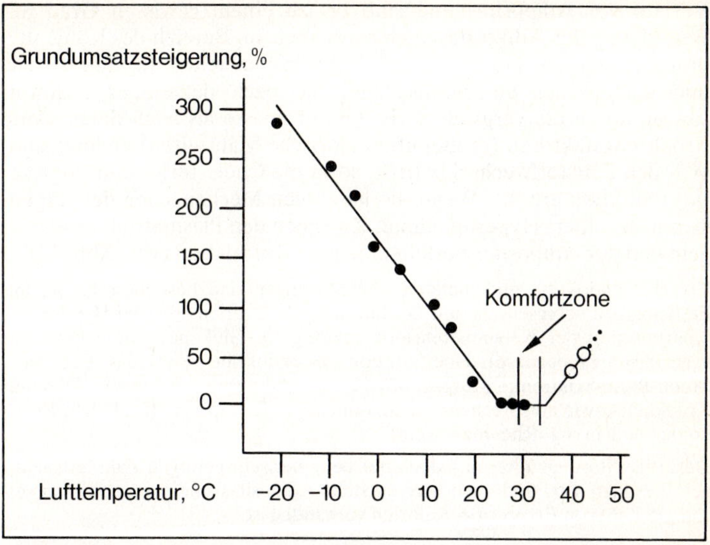

Abb. **22** Energieumsatz des ruhenden und unbekleideten Menschen in Abhängigkeit von der Umgebungstemperatur. Man sieht, daß bei Temperatur über 37 °C und unter 25 °C zur Aufrechterhaltung der Körpertemperatur zusätzlich Energie aufgewendet werden muß (aus *G. Hartmann:* Bibl. „Nutr. et Dieta" 21 [1975] 94)

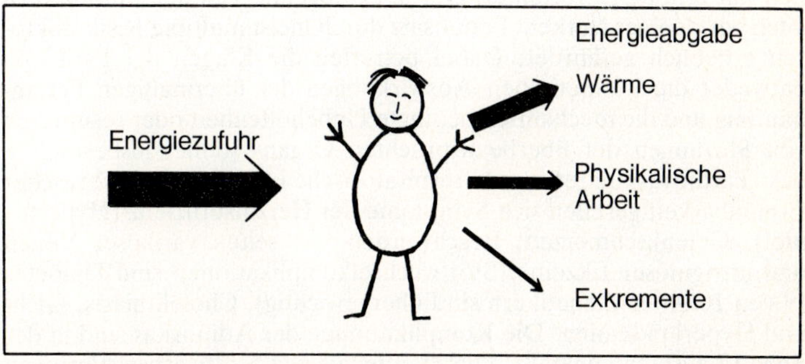

Abb. **23** Schematische Darstellung der Energiebilanz beim Menschen. Mit der Nahrung zugeführte Energie wird, falls nicht als Wärme und physikalische Arbeit verbraucht, als Fett abgelagert. Neuere Befunde weisen darauf hin, daß die Proportion der als Wärme und physikalische Arbeit freiwerdenden Energie Schwankungen unterliegen kann (guter und schlechter „Futterverwerter") (nach *Irsigler*)

Verlauf der Adipositas und sind bis zu einem gewissen Grad mit Beseitigung der Adipositas auch reversibel. Im Bereich des Kohlenhydratstoffwechsels kommt es zu Hyperinsulinismus, Insulinresistenz und diabetischer Stoffwechsellage, die nach derzeitiger Kenntnis sowohl durch die vergrößerte Fettgewebsmasse als auch durch akute Ernährungsfaktoren (große, überkalorische Mahlzeiten) bedingt sind. Was den Fettstoffwechsel betrifft, so ist die Cholesterin- und Triglyzeridproduktion erhöht. Wenn die katabolen Mechanismen dekompensieren, resultiert Hyperlipidämie. Zwischen den Plasmatriglyzeridspiegeln und der Adipositas besteht eine gute Korrelation (vgl. Abb. 14).

Einzelne endokrine und metabolische Störungen sind besonders häufig mit Fettleibigkeit vergesellschaftet: Dysfunktion der Ovarien oder der Hypophyse, Überfunktion der Nebennierenrinde (gesteigerte Glukoneogenese führt zur vermehrten Lipogenese), Überfunktion des endokrinen Pankreas, Laurence-Moon-Biedl-Syndrom, Morgagni-Syndrom, Adipositas dolorosa, Dercum-Krankheit sowie entsprechende medikamentöse Therapie, z. B. „Pille", Kortikoide (auch in sog. Rheumamitteln).

Derartige Störungen liegen jedoch nur bei einer sehr geringen Zahl fettsüchtiger Personen vor, und auch hier entsteht Adipositas nur, wenn eine ausreichende Zahl von Erregern = Kalorien vorhanden ist.

Klinik

Jeder kennt das Bild des beneidenswert fröhlichen und gemütlichen Dicken, kennt die Erzählungen von schweren und massiven Familienangehörigen, die bis in ein biblisches Alter aktiv und beschwerdefrei gelebt haben. Schettler spricht in diesem Zusammenhang von harmonischer Fettsucht. Derartige Personen sind die Ausnahme. Etwa ab 30% über Normalgewicht ist die Adipositas eine eigenständige Krankheit mit erhöhter Mortalität. Der überwiegende Teil der Adipösen ist auch bei weniger starkem Fettansatz durch meist multiple Risikofaktoren erheblich gefährdet. Dabei betreffen die Klagen der Patienten entweder die kosmetischen Auswirkungen der übermäßigen Fettanhäufung und die mechanisch bedingte Unbeholfenheit oder resultieren von Störungen der überbeanspruchten Organsysteme, insbesondere des kardiovaskulären und respiratorischen Systems. Zu rascher Ermüdbarkeit gesellen sich Symptome der Herzinsuffizienz (Hypertonie!), Gelenkschmerzen, Beschwerden von seiten variköser Venen und intriginöser Ekzeme. Stoffwechselkomplikationen sind Diabetes (9 von 10 Altersdiabetikern sind übergewichtig), Cholelithiasis, Gicht und Hyperlipidämien. Die Komplikationen der Adipositas sind in der Tab. **17** zusammengefaßt. Die Häufigkeit von Stoffwechselstörungen bei Adipositas im Vergleich zur Normalgewichtigkeit zeigt die Tab. **18**.

Bei der klinischen Untersuchung läßt sich das Vorliegen einer Fettsucht stärkeren Ausmaßes durch die Inspektion feststellen. Dabei ist der Fettgehalt, normalerweise bei Frauen 20%, bei Männern 15% der

Tabelle **17** Krankheiten, die durch Übergewicht begünstigt werden (aus *F. A. Gries* u. Mitarb.: Adipositas, Springer, Berlin 1976)

Arteriosklerose	Glukoseintoleranz – Diabetes mellitus
Koronare Herzkrankheit	Hypercholesterinämie
Hypertonie	Hypertriglyzeridämie
Herzhypertrophie	Hyperurikämie – Gicht
Herzverfettung	Postoperative Komplikationen
Apoplexie	Schwangerschafts-, Geburts- und Wochenbettkomplikationen
Varizen	Descensus uteri, Harnwegsinfekt
Störungen der Lungenfunktion	Menstruationsstörungen, Endometriumkarzinom
Pickwick-Syndrom	Hernien (Nabel-, Hiatushernie)
Fettleber	Hautveränderungen
Gallensteine	Erhöhte Unfallrate
Degenerative Gelenkserkrankungen	

Tabelle **18** Prävalenz von Stoffwechselstörungen bei Adipösen und Häufigkeit im Vergleich zu Normalgewichtigen

	Prävalenz %	Vermehrtes Vorkommen
Hypercholesterinämie	25–30 %	2 x
Hypertriglyzeridämie	30–40 %	3–4 x
Hyperurikämie	25 %	3 x
Diabetes	10–15 %	3–4 x
Hypertonie	30 %	2–3 x

Körpermasse, mehr oder weniger stark vermehrt. Bei ausgeprägter Adipositas besteht häufig eine starke Tendenz zur Natrium- und Wasserretention, die sich in Angaben der Patienten über ausgeprägte akute Gewichtsschwankungen niederschlägt.

Laborbefunde

Spezifische Laborbefunde fehlen. Das Auftreten der Glukosetoleranzstörung korreliert im allgemeinen mit der Dauer der Adipositas, während Hyperlipidämien insbesondere nach Perioden rascher Gewichtszunahme manifest werden. Eine Hyperurikämie findet sich in 25% der Fälle.

Diagnose

Obwohl für eine Quantifizierung der Fettleibigkeit eine Bestimmung des Fettanteils am Körpergewicht erforderlich wäre (z. B. über die Bestimmung des spezifischen Gewichts durch Wiegen unter Wasser oder die Messung des Körperwassergehaltes), sind für die klinische Diagnose der Fettleibigkeit die Inspektion – Fettpolster sieht man – und die physikalische Untersuchung mit Bestimmung von Größe und Gewicht ausreichend. Eine gute Einschätzung der Adipositas gelingt mit Hilfe der Broca-Formel (Maßzahl für das sog. Normalgewicht ist Körperlänge in Zentimetern minus 100). Die Broca-Formel ist für

Tabelle **19** Idealgewicht (aus: Wissenschaftliche Tabellen, *Geigy*)
Idealgewicht in kg (in Hauskleidung), 25 Jahre und älter

Größe (mit Schuhen), cm	Leichter Körperbau	Mittelschwerer Körperbau	Schwerer Körperbau
Männer 157	50,5–54,2	53,3–58,2	56,9–63,7
160	52,2–55,8	54,9–60,3	58,5–65,3
163	53,8–57,4	56,5–61,9	60,1–67,5
166	55,4–59,2	58,1–63,7	61,7–69,6
169	57,2–61,3	59,9–65,8	63,6–72,0
172	59,4–63,4	62,1–68,3	66,0–74,7
175	61,5–65,6	64,2–70,6	68,3–76,9
178	63,6–68,2	66,4–72,8	70,4–79,1
181	65,8–70,3	68,5–75,4	72,7–81,8
184	67,9–72,5	70,7–78,1	75,2–84,5
Frauen 151	43,0–46,4	45,1–50,5	48,7–55,9
154	44,4–48,0	46,7–52,1	50,3–57,6
157	46,0–49,6	48,2–53,7	51,9–59,1
160	47,6–51,2	49,9–55,3	53,5–60,8
163	49,2–52,9	51,5–57,5	55,2–62,9
166	50,8–54,6	53,3–59,8	57,3–65,1
169	52,7–56,8	55,4–62,2	59,5–67,2
172	54,8–58,9	57,5–64,3	61,6–69,3
175	57,0–61,0	59,7–66,5	63,8–71,5
178	59,1–63,6	61,8–68,6	65,9–74,1

Körpergrößen zwischen 160 und 180 cm geeignet. Große und kleinere Körpergrößen sowie Unterschiede im Körperbau berücksichtigen die Angaben der Tab. **19**. Technische Hilfsmittel für eine Quantifizierung der Fettablagerungen sind Bestimmungen der Hautfaltendicke über bestimmten Körperpartien mit Greifzirkeln (Obesitas besteht, wenn die Hautfaltendicke über dem Trizeps am Oberarm 15 mm beim Mann und 25 mm bei der Frau überschreitet (erhebliche methodische Probleme und dadurch bedingte Schwankungsbreite der Hautfaltendicke) oder Messungen der Dicke des subkutanen Gewebes unter definierten Bedingungen am Röntgenfilm. Entsprechende endokrinologische Untersuchungen dienen zum Ausschluß von Erkrankungen, welche einer spezifischen Therapie zugänglich sind.

Therapie

Unabhängig von der in vielen Punkten immer noch ungeklärten Pathogenese der Adipositas besteht die Therapie in einem Eingriff in die Energiebilanz. Dies geschieht zweckmäßigerweise sowohl auf der Zufuhr- als auch der Ausgabenseite (vgl. Abb. **23**). Eine Therapie der Adipositas als solcher ist indiziert, wenn das Körpergewicht mehr als 30% über dem Normalgewicht liegt oder wenn, auch bei geringerem Ausmaß der Fettpolster, gewichtsabhängige Gesundheitsstörungen (z. B. Wirbelsäule, Varikosis) oder Risikofaktoren (Hyperlipidämie, Hypertonie, Diabetes mellitus etc.) vorliegen. Bei gewichtsabhängigen Störungen ist eine Gewichtsabnahme zum Normal- oder auch Idealgewicht einer lebenslangen Pharmakotherapie sicher vorzuziehen. Gerade bei der schwierigen Adipositastherapie ist ein guter, optimistischer Kontakt zwischen Arzt und Patient unerläßlich, auch mit der Möglichkeit, schwierige Phasen zu überbrücken. Eine überzeugende, konsequente Einstellung und ein gutes Beispiel sind essentiell.

Tabelle **20** Empfehlungen zur Energiezufuhr (aus: Wünschenswerte Höhe der Nahrungszufuhr, *Deutsche Gesellschaft für Ernährung*, 1975) Empfehlenswerte Zufuhr an Energie (Leichtarbeiter, vorwiegend sitzende Tätigkeit)

	Alter (Jahre)	kcal	kJ
Männer	25	2600	10900
	45	2400	10000
	65	2200	9200
Frauen	25	2200	9200
	45	2000	8400
	65	1800	7500

Eine *Verringerung der Energiezufuhr mit der Nahrung* kann auf verschiedene Weise erreicht werden. Ausgangspunkt sind die Empfehlungen zur Energiezufuhr (Tab. **20**). Ein Unterschreiten dieser Werte führt je nach Ausmaß zu unterschiedlich rascher Gewichtsabnahme. Als Richtzahl kann gelten, daß in einem Kilogramm zusätzlichem Körpergewicht (= Fettgewebe) ca. 25 200 kJ (6000 kcal) gespeichert sind, ein Zufuhrdefizit von etwa 4200 kJ (1000 kcal) pro Tag bei gleichbleibender körperlicher Tätigkeit demnach zu einer Abbaurate des Übergewichtes von etwa 1 kg pro Woche führen wird. Kurzfristig werden erhebliche Abweichungen von diesem Sollwert durch Verschiebungen im Wasser- und Elektrolytgehalt zu beobachten sein.

Am besten eignet sich für die Praxis eine energieverminderte *konventionelle Reduktionskost.* Sie beruht auf einer sorgfältigen Auswahl von Lebensmitteln, wobei solche mit hoher Energiedichte, also insbesondere fettreiche und zuckerreiche Lebensmittel weggelassen oder eingeschränkt werden müssen: Besonders schnell resorbierte Kalorienträger oder wenige, aber kalorienreiche Mahlzeiten bewirken eine starke

Energiezufuhr:	2520–6300 kJ (600–1500 kcal),
Kohlenhydrate:	kein Zucker
Fett:	stark einschränken
Eiweiß:	1 g/kg Körpergewicht
Alkohol:	Vorsicht! 1 g = 29 kJ (7 kcal).

Insulinausschüttung mit nachfolgender Hypoglykämie, die zu erneutem Hunger führt. Die Methode des i. d. R. (iß das Richtige) gewährleistet im Gegensatz zur Methode des f. d. H. eine ausreichende Zufuhr essentieller Nährstoffe selbst bei deutlich verminderter Energiezufuhr und ist als Langzeitmaßnahme geeignet. Die Kenntnis der von Natur aus *kalorienarmen und -reichen Lebensmittel* (Tab. **21**) und die Verwendung *kalorienreduzierter Produkte* der Industrie (Streichfette, Fleischwaren, Molkereiprodukte sowie Fertiggerichte) helfen bei der Realisierung derartiger Reduktionskostformen. Eine vermehrte Zufuhr *unverdaulicher* Kohlenhydrate („dietary fiber“ wie Zellulose, Hemizellulose, Pektin und Lignin) in pflanzlichen Produkten (Vollkornbrot, Gemüse u. a.) wirkt einer unerwünschten Entwicklung der letzten Jahrzehnte entgegen und begünstigt u. a. eine regelmäßige Stuhlentleerung bei der kalorienarmen Ernährung.

Tab. **22** zeigt einen Tagesplan mit Austauschvorschlägen für kalorienkontrollierte bzw. -verminderte Kostformen, die gleichzeitig beim Diabetes vom Erwachsenentyp und bei der überwiegenden Mehrzahl von Patienten mit Fettstoffwechselstörungen geeignet sind.

Tabelle **21** Kaloriengehalt wichtiger Lebensmittel (Port. zu 100 kcal). Werte nach Souci-Bosch, eßbare Substanz/Rohware
etwa 100 Kalorien (420 kJ) sind enthalten in:

Eiweißhaltige Lebensmittel

150 g Vollmilch o. Joghurt
150 g Magerjoghurt m. Früchten
300 g Mager- o. Buttermilch

25 g Schnittkäse 45 % Fett
30 g Camembert 50 % Fett
45 g Camembert 30 % Fett
55 g Käse unter 20 % Fett
30 g Doppelrahmfrischkäse

120 g Speisequark mager
80 g Quark mit 20 % Fett

60 g Ei = 1 Stück

150 g Kabeljau o. Seelachsfilet
90 g Rotbarschfilet
100 g Fischfilet geräuchert

45 g Bückling, Brathering
50 g Bismarkhering o. Lachs
45 g Heringe in Tunke

70 g Kalbfleisch mager
80 g Leber, Herz o. Zunge
50 g Rindfleisch mager
80 g Schnitzelfleisch
50 g Schweinefleisch mager

60 g Wild (Reh, Hase, Hirsch)
70 g Brathähnchen
100 g Huhn ohne Haut

20 g Hart-, Mett-, o. Leberwurst
40 g Fleisch- o. Schinkenwurst Wiener- o. Gelbwurst
40 g Schinken ohne Fettrand
40 g Kalter Braten
70 g Fleischsülze

Kohlenhydrathaltige Nahrungsmittel

40 g Mischbrot o. Brötchen (1 Scheibe bzw. Stück)
40 g Vollkornbrot
25 g Knäcke o. Zwieback (2 Stück)

25 g Teigwaren o. Haferflocken
28 g Reis oder Mehl/Grieß

120 g Kartoffeln
28 g Pulver für Brei o. Klöße

350 g Gemüse im Durchschnitt
500 g Feld- o. Endiviensalat
700 g Kopfsalat
110 g Grüne Erbsen – frisch
30 g Hülsenfrüchte

40 g Marmelade o. Honig
25 g Zucker o. Bonbons
20 g Schokolade o. Pralinen

200 g Apfel (1 großer Apfel)
170 g Birne
200 g Aprikosen o. Pfirsiche
250 g Beerenobst
400 g Rhabarber o. Wassermelone

130 g Weintrauben
110 g Banane – ohne Schale
200 g Orangen o. Mandarinen o. Schale
300 g Grapefruit o. Schale

500 g Tomatensaft
200 g Obstsaft o. Süßmost

200 g Bier
150 g Weiß- oder Rotwein

Fette

12 g Butter o. Margarine
25 g Halbfett-Butter o. -Margarine
10 g Öl o. Schmalz
15 g Mayonnaise

Tabelle **22** Tagesplan mit Austauschmöglichkeiten (aus jeder Gruppe *ein* Lebensmittel wählen!) für eine energiekontrollierte, fettmodifizierte, zuckerarme Kost

	5023 kJ (1200 kcal)		6279 kJ (1500 kcal)		7535 kJ (1800 kcal)	
	Gewicht in g	Menge	Gewicht in g	Menge	Gewicht in g	Menge
I. FRÜHSTÜCK						
0 kJ (0 kcal)						
Kaffee Tee Mineralwasser	beliebige Menge		beliebige Menge		beliebige Menge	
628 kJ bzw. 1046 kJ (150 kcal bzw. 250 kcal)						
Brötchen	50	1 St	50	1 St	90	2 St
Mischbrot	60	1½ Sch	60	1½ Sch	100	2½ Sch
Vollkornbrot	60	1½ Sch	60	1½ Sch	100	2½ Sch
Weiß-/Toastbrot	60	2 Sch	60	2 Sch	100	3 Sch
Knäckebrot	40	4 Sch	40	4 Sch	60	6 Sch
Zwieback, eifrei	40	4 St	40	4 St	60	6 St
Cornflakes	40	12 EL	40	12 EL	65	19 EL
Haferflocken	35	4 EL	35	4 EL	60	7 EL
Grieß	40	4 EL	40	4 EL	70	7 EL

314 kJ bzw. 628 kJ (75 kcal bzw. 150 kcal)						
Margarine	10	1 EL	10	1 EL	20	2 EL
Halbfettmargarine	20	2 EL	20	2 EL	40	4 EL
418 kJ (100 kcal)						
Buttermilch	300	2 Ta	300	2 Ta	300	2 Ta
Magermilch	300	2 Ta	300	2 Ta	300	2 Ta
Speisequark, mager	120	1/2 Pa	120	1/2 Pa	120	1/2 Pa
Joghurt aus entrahmter Milch	250	1 1/2 Be	250	1 1/2 Be	250	1 1/2 Be
Streichkäse, 20–30 % Fett i. Tr.	45	1 E	45	1 E	45	1 E
Weichkäse, 20–30 % Fett i. Tr.	50	1 E	50	1 E	50	1 E
Schnittkäse, 30 % Fett i. Tr.	35	1 gr Sch	35	1 gr Sch	35	1 gr Sch
Bratenaufschnitt, mager	45	2 Sch	45	2 Sch	45	2 Sch
Corned beef, deutsch	65	2 Sch	65	2 Sch	65	2 Sch
Schinken, gek. ohne Fettrand	50	1 gr Sch	50	1 gr Sch	50	1 gr Sch
Schinken, roh ohne Fettrand (Lachsschinken)	70	3 Sch	70	3 Sch	70	3 Sch
209 kJ (50 kcal)						
Äpfel	100	1 kl	100	1 kl	100	1 kl
Birnen	100	1/2	100	1/2	100	1/2
Pampelmusen	200	1 kl	200	1 kl	200	1 kl
Apfelsinen	130	1 kl	130	1 kl	130	1 kl

Tabelle **22** (Fortsetzung)

	5023 kJ (1200 kcal)		6279 kJ (1500 kcal)		7535 kJ (1800 kcal)	
	Gewicht in g	Menge	Gewicht in g	Menge	Gewicht in g	Menge
Fruchtsaft	125	1/8 l	125	1/8 l	125	1/8 l
Gemüsesaft	200	1 Gl	200	1 Gl	200	1 Gl
Möhren	140	3 St	140	3 St	140	3 St
Paprika	180	1 gr	180	1 gr	180	1 gr
Tomaten	260	5 St	260	5 St	260	5 St
Radieschen	270	3 Bund	270	3 Bund	270	3 Bund
II. FRÜHSTÜCK						
0 kJ (0 kcal)						
Kaffee						
Tee	beliebige Menge		beliebige Menge		beliebige Menge	
Mineralwasser						
418 kJ (100 kcal)						
Mischbrot	–	–	40	1 Sch	40	1 Sch
Knäckebrot	–	–	25	2 1/2 Sch	25	2 1/2 Sch

314 kJ (75 kcal)						
Margarine	–	–	10	1 EL	10	1 EL
Halbfettmargarine	–	–	20	2 EL	20	2 EL
418 kJ (100 kcal)						
Buttermilch	300	2 Ta	300	2 Ta	300	2 Ta
Magermilch	300	2 Ta	300	2 Ta	300	2 Ta
Joghurt aus entrahmter Milch	250	1½ Be	250	1½ Be	250	1½ Be
Äpfel	200	2 kl	200	2 kl	200	2 kl
Birnen	200	1	200	1	200	1
Beerenobst	220	1 gr P	220	1 gr P	220	1 gr P
Steinobst	200	1 gr P	200	1 gr P	200	1 gr P
Bananen	150	1	150	1	150	1
Apfelsinen	260	2 kl	260	2 kl	260	2 kl
Mandarinen	200	2 gr	200	2 gr	200	2 gr
Pampelmusen	400	2 kl	400	2 kl	400	2 kl
Fruchtsaft	250	¼ l	250	¼ l	250	¼ l
Gemüsesaft	400	2 Gl	400	2 Gl	400	2 Gl
MITTAGESSEN						
523 kJ bzw. 628 kJ (125 kcal bzw. 150 kcal)						
Kalbfleisch, sehr mager	120		140		140	
Rindfleisch, sehr mager	100		120		120	

Tabelle **22** (Fortsetzung)

	5023 kJ (1200 kcal)		6279 kJ (1500 kcal)		7535 kJ (1800 kcal)	
	Gewicht in g	Menge	Gewicht in g	Menge	Gewicht in g	Menge
Schweinefleisch, sehr mager	75		90		90	
Hähnchenfleisch (Hühnerfleisch)	110		130		130	
Wild	100		115		115	
Wiener/Frankfurter Würstchen	50		60		60	
Forelle	250		300		300	
Heilbutt	125		150		150	
Kabeljaufilet	160		200		200	
Rotbarschfilet	110		135		135	
Scholle	220		300		300	
209 kJ (50 kcal)						
Blumenkohl	180	1 P	180	1 P	180	1 P
Bohnen, grün	150	1 P	150	1 P	150	1 P
Champignons/Pfifferlinge	210	1 gr P	210	1 gr P	210	1 gr P
Chicorée	310	3 Sta	310	3 Sta	310	3 Sta
Erbsen, grün	55	4 EL	55	4 EL	55	4 EL
Grünkohl	110	1 kl P	110	1 kl P	110	1 kl P
Kohlrabi	190	1 P	190	1 P	190	1 P

Kopf-/Feld-/Endiviensalat	350	1 Kopf	350	1 Kopf	350	1 Kopf
Lauch	130	1 kl P	130	1 kl P	130	1 kl P
Möhren	145	1 P	145	1 P	145	1 P
Paprikaschoten	180	1 gr	180	1 gr	180	1 gr
Rosenkohl	100	1 kl P	100	1 kl P	100	1 kl P
Rote Beete	130	1 kl P	130	1 kl P	130	1 kl P
Rot-/Weißkohl	190	1 P	190	1 P	190	1 P
Sauerkraut	190	1 P	190	1 P	190	1 P
Salatgurke	500	1 mittlere	500	1 mittlere	500	1 mittlere
Sellerie	130	1 kl P	130	1 kl P	130	1 kl P
Schwarzwurzeln	70	3 EL	70	3 EL	70	3 EL
Spargel	250	1 P	250	1 P	250	1 P
Spinat	240	1 gr P	240	1 gr P	240	1 gr P
Tomaten	260	5 St	260	5 St	260	5 St
Wirsing	150	1 P	150	1 P	150	1 P
Hülsenfrüchte	14	3 EL	14	3 EL	14	3 EL
418 kJ bzw. 628 kJ (100 kcal bzw. 150 kcal)						
Kartoffeln	120	2 St	120	2 St	180	3 St
Reis, roh gewogen	30	2 EL	30	2 EL	40	$2^1/_2$ EL
Teigwaren, roh gewogen, o. Eigelb	30	3 EL	30	3 EL	40	4 EL
Mehl	30	3 EL	30	3 EL	40	4 EL
Brot	40	1 Sch	40	1 Sch	60	$1^1/_2$ Sch

Tabelle **22** (Fortsetzung)

	5023 kJ (1200 kcal)		6279 kJ (1500 kcal)		7535 kJ (1800 kcal)	
	Gewicht in g	Menge	Gewicht in g	Menge	Gewicht in g	Menge
418 kJ (100 kcal)						
Margarine	13	3 KL	13	3 KL	13	3 KL
Öl	10	1 EL	10	1 EL	10	1 EL
NACHMITTAG						
0 kJ (0 kcal)						
Kaffee						
Tee	beliebige Menge		beliebige Menge		beliebige Menge	
Mineralwasser						
418 kJ (100 kcal)						
Buttermilch	–	–	300	2 Ta	300	2 Ta
Magermilch	–	–	300	2 Ta	300	2 Ta
Joghurt aus entrahmter Milch	–	–	250	1½ Be	250	1½ Be
Äpfel	–	–	200	2 kl	200	2 kl
Birnen	–	–	200	1	200	1
Beerenobst	–	–	220	1 gr P	220	1 gr P

Steinobst	–	–	200	1 gr P	200	1 gr P
Bananen	–	–	150	1	150	1
Apfelsinen	–	–	260	2 kl	260	2 kl
Mandarinen	–	–	200	2 gr	200	2 gr
Pampelmusen	–	–	400	2 kl	400	2 kl
Fruchtsaft	–	–	250	1/4 l	250	1/4 l
Gemüsesaft	–	–	400	2 Gl	400	**2** Gl
ABENDESSEN						
523 kJ bzw. 628 kJ (125 kcal bzw. 150 kcal)						
Schinken, gek. ohne Fettrand	65	1 1/2 Sch	65	1 1/2 Sch	80	2 Sch
Schinken, roh, ohne Fettrand (Lachsschinken)	85	3 Sch	85	3 Sch	105	4 Sch
Corned beef, deutsch	80	3 Sch	80	3 Sch	100	4 Sch
Kalbsbratenaufschnitt, mager	100	4 Sch	100	4 Sch	115	4 1/2 Sch
fettarme Spezialwurst	70	3 1/2 Sch	70	3 1/2 Sch	80	4 Sch
Hering/Rollmops	60	1/2	60	1/2	70	
Thunfisch, ohne Öl	50	1/2 Do	50	1/2 Do	60	1/2 Do
Schmelzkäse, 20–30 % Fett i. Tr.	60	1 E	60	1 E	70	2 kl E
Weichkäse, 20–30 % Fett i. Tr.	60	1/2 Do	60	1/2 Do	70	
Schnittkäse, 30 % Fett i. Tr.	45	2 Sch	45	2 Sch	50	2 Sch
Speisequark, mager	140	1/2 Pa	140	1/2 Pa	170	3/4 Pa
Frankfurter/Wiener Würstchen	50	1 kl	50	1 kl	60	1 St

Tabelle **22** (Fortsetzung)

	5023 kJ (1200 kcal)		6279 kJ (1500 kcal)		7535 kJ (1800 kcal)	
	Gewicht in g	Menge	Gewicht in g	Menge	Gewicht in g	Menge
523 kJ bzw. 628 kJ (125 kcal bzw. 150 kcal)						
Vollkornbrot	50	1 gr Sch	60	1 1/2 Sch	60	1 1/2 Sch
Mischbrot	50	1 gr Sch	60	1 1/2 Sch	60	1 1/2 Sch
Knäckebrot	30	3 Sch	40	4 Sch	40	4 Sch
209 kJ (50 kcal)						
Gewürzgurken	250	5 St	250	5 St	250	5 St
Maiskölbchen	125	1 kl Gl	125	1 kl Gl	125	1 kl Gl
Mixed Pickles	125	1 kl Gl	125	1 kl Gl	125	1 kl Gl
Oliven, grün	30	6 St	30	6 St	30	6 St
Radieschen/Rettich	270	3 Bund	270	3 Bund	270	3 Bund
Rote Beete, eingelegt	90	4 EL	90	4 EL	90	4 EL
Paprika	180	1 gr	180	1 gr	180	1 gr
Tomaten	260	5 St	260	5 St	260	5 St
Kopfsalat/Chinakohl	350	1 Kopf	350	1 Kopf	350	1 Kopf
Salatgurke	500	1 mittlere	500	1 mittlere	500	1 mittlere
Sauerkraut	190	1 P	190	1 P	190	1 P

314 kJ bzw. 418 kJ (75 kcal bzw. 100 kcal)									
Öl	8	2	KL	8	2	KL	10	1	EL
Margarine	10	1	EL	10	1	EL	13	3	KL
Halbfettmargarine	20	2	EL	20	1	EL	26	6	KL

Abkürzungen:

Be	= Becher	Sch	= Scheibe
Gl	= Glas	St	= Stück
Ta	= Tasse	E	= Ecke
Pa	= Packung	Sta	= Stange
P	= Portion	kl	= klein
EL	= Eßlöffel	gr	= groß
KL	= Kaffeelöffel		

Anmerkung: Bei Einhaltung der Kostpläne liegt die Eiweißzufuhr bei 15–20 %, die Fettzufuhr bei 35 % und die Kohlenhydratzufuhr bei 45–50 %. Der Cholesteringehalt ist < 300 mg/Tag, der Quotient Polyensäuren / gesättigte Fettsäuren um 1,5.

Weitere Möglichkeiten der Gewichtsreduktion ergeben sich durch industriell hergestellte *Formuladiäten.* Es handelt sich dabei um Pulvermischungen zur Zubereitung von Mixgetränken oder kaufähige Produkte, die für die Tagesernährung geeignet sind und bei verminderter Energiezufuhr die ausreichende Versorgung mit essentiellen Nährstoffen gewährleisten. Derartige Kostformen sind in der Handhabung einfach und insbesondere kurzfristig oder zur Verwendung bei

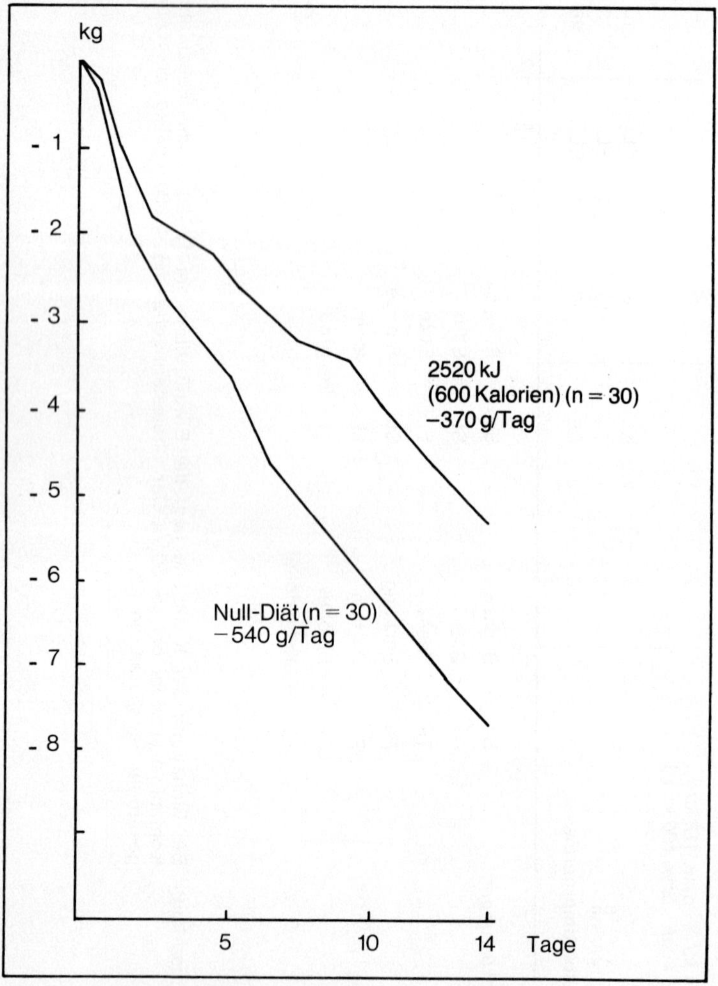

Abb. **24** Mittlere Gewichtsabnahme bei Reduktionskost und Null-Diät

der Außer-Haus-Versorgung (Reisen etc.) nützlich, während eine Adhärenz für längere Zeit durch die doch meist gegebene Eintönigkeit problematisch wird; außerdem bleibt während ihrer Verwendung eine Grundlage der Therapie, nämlich die Einübung eines richtigen Eßverhaltens (s. S. 120), unberücksichtigt. Trotzdem sind zur Einleitung einer Adipositastherapie solche Formuladiäten hilfreich, wie sie mit etwa 1260 kJ (300 kcal)/Tag kommerziell angeboten werden. Die Verträglichkeit und Akzeptanz durch den Patienten ist gut, die Gewichtsabnahme nur unwesentlich geringer als bei der Null-Diät. Bei gesunden Personen können sie auch ambulant verordnet werden. Wie bei Null-Diät ist die routinemäßige Verordnung von Allopurinol 300 mg/die zu empfehlen und sind regelmäßige Laborkontrollen (Harnsäure, Transaminasen, Kalium, Kreatinin) durchzuführen. Gefahren drohen vor allem bei ungenügender Trinkmenge (< 2 l/Tag).

Die rascheste Gewichtsreduktion wird durch Flüssigkeitsfasten bei *Null-Diät* erreicht (Abb. **24**). Hier ergeben sich Gewichtsabnahmen von 400–500 g pro Tag, anfänglich durch vermehrte Natrium- und Wasserausscheidung sogar in der Regel wesentlich mehr. Bereits nach wenigen Tagen eines derartigen Fastens verschwinden meist selbst ausgeprägte Dekompensationserscheinungen des Kohlenhydrat- und Fettstoffwechsels, und es kommt zur Normalisierung der *essentiellen* Hypertonie.

Längere Fastenperioden sollten wegen der bei etwa 10% der Patienten auftretenden Nebenwirkungen nur unter stationärer Beobachtung durchgeführt werden. Zu beobachten ist hier der Anstieg der Serumharnsäure, übermäßige Natriumretention mit Gewichtszunahmen auf der einen Seite und ein Zusammenbruch der Elektrolyt- und Flüssigkeitshomöostase mit schwerer Hypotension auf der anderen Seite. Sie erfordern ein rasches Eingreifen durch die Gabe von Aldosteron-Antagonisten (Aldactone) oder Natrium- und Volumensubstitution. Schwerere Nebenwirkungen bei prolongiertem Fasten sind Herzrhythmusstörungen, in Einzelfällen letal, sowie bei stenosierender Arteriosklerose apoplektischer Insult und potentiell Myokardinfarkt.

Relative Kontraindikationen der Null-Diät:

1. stenosierende Gefäßerkrankungen (Angina pectoris, Karotisstenose), anamnestisch Herzinfarkt, Apoplexie,
2. Nierenfunktionsstörungen,
3. Lebererkrankungen (ausgenommen leichte Fettleber), Porphyrie, Anämie,
4. Gicht, Hyperurikämie,
5. konsumierende Erkrankungen (akute und chronische Erkrankungen, Fieber, negative Stickstoffbilanz, Malignome),
6. juveniler Typ des Diabetes mellitus,
7. psychische Störungen („Freßphase“ der Anorexia nervosa).

Die beschriebene qualitative und quantitative Umstellung der Ernährung muß unterstützt werden durch eine Änderung des *Eßverhaltens.* Hierzu wurden Verhaltensregeln vorgeschlagen und getestet, die in folgender Aufstellung wiedergegeben sind. Die Einübung der Regeln soll in kleinen Schritten geschehen, evtl. gemeinsam in Gruppen. Langzeitergebnisse der Verhaltenstherapie bei Adipositas stehen noch aus. Auch lassen sich vor Beginn einer Verhaltenstherapie keine psychologischen Kriterien eruieren, die besonders geeignete Patienten identifiziert hätten.

Verhaltenstherapie der Adipositas:

41 Regeln (jeweils nur wenige neue Regeln einüben, bereits eingeübte beibehalten) (aus *Ferstl, R., G. Heinrich, M. Richter, G. Buehringer, J. C. Brengelmann:* Verhaltenstherapie des Übergewichtes. Forschungsendber. für die Bundeszentrale für gesundheitliche Aufklärung. Köln 1977)

Das Therapieziel ist die Normalisierung des Gewichtes durch Veränderung der Eß- und Trinkgewohnheiten:

Ich stelle zu Beginn mein Gewicht fest und berechne, um wieviel Kilogramm ich das Normalgewicht überschreite.

Und so errechne ich das Normalgewicht:

Ich nehme meine Größe in Zentimeter, ziehe davon die Zahl 100 ab und erhalte so mein Normalgewicht in Kilogramm.

Das *Ideal*gewicht liegt 10–15% unter dem Normalgewicht.

Von Übergewicht spricht man, wenn das Normalgewicht um mehr als 10% überschritten wird.

Ich notiere täglich jeden Morgen mein Gewicht.

Ich schreibe täglich alles auf, was ich esse und trinke.

Ich notiere den Kalorienwert von allem, was ich esse und trinke.

Ich notiere die zeitliche Dauer einer Mahlzeit und alle Nebentätigkeiten.

Ich nehme täglich in regelmäßigen Abständen möglichst insgesamt 5 Mahlzeiten ein.

Ich esse und trinke nur zu den von mir festgelegten Zeitpunkten.

Ich esse und trinke zu Hause nur an dem dafür festgelegten Eßplatz.

Ich lasse beim Essen und Trinken den Fernsehapparat ausgeschaltet.

Ich konzentriere mich bei meinen Mahlzeiten auf das Essen und Trinken und vermeide dabei andere Nebentätigkeiten.

Ich esse und trinke nur mit dem dafür festgelegten Geschirr.

Ich räume sofort nach jeder Mahlzeit mein Geschirr und alle Essensreste weg.

Ich nehme meine Mahlzeiten möglichst mit Personen ein, die selbst wenig essen und trinken.

Ich lasse in der Wohnung keine Nahrungsmittel und Getränke sichtbar herumstehen.

Ich habe in der Wohnung keine großen Vorräte von Dingen, die mich erfahrungsgemäß immer wieder zum Essen verführen.

Ich gebe Reste von Mahlzeiten sofort weg, ohne sie erst aufzuheben.

Ich kaufe keine unnötigen Vorräte für mehrere Tage.

Ich mache mir eine Einkaufsliste, bevor ich ein Geschäft oder eine Abteilung mit Lebensmitteln betrete.

Ich kaufe nur die Nahrungsmittel, die auf der Liste stehen.

Ich gehe zum Einkaufen, wenn ich vorher gegessen habe oder keinen Appetit verspüre.

Ich kann in dieser Woche besonders leicht auf ein bestimmtes kalorienreiches Nahrungsmittel – z. B. Schokolade – verzichten und esse nichts davon.

Ich halbiere jeden Bissen noch einmal, bevor ich ihn zum Munde führe.

Ich esse, statt mit einer normalen Gabel, mit einer Kuchengabel.

Ich esse Suppen nur mit einem Teelöffel.

Ich kaue jeden Bissen mindestens 15mal und achte dabei auf den Geschmack.

Ich trinke nur in kleinen Schlucken und achte auf den Geschmack.

Ich lege das Besteck nach jedem Bissen aus der Hand.

Ich stelle das Glas oder die Tasse nach jedem Schluck weg.

Ich mache nach der Hälfte jeder Mahlzeit eine Essenspause von 1–2 Min.

Ich lege mir bei großen Mahlzeiten nur einmal etwas auf den Teller.

Ich bestimme schon vor dem Essen, wieviel ich tatsächlich essen will und stelle nur den vorbereiteten Teller an meinen Eßplatz.

Ich schätze den Kaloriengehalt meiner Mahlzeit ein, bevor ich mit dem Essen oder Trinken beginne.

Ich lasse bei jeder Mahlzeit einen kleinen Rest übrig, den ich nicht mehr esse oder trinke.

Ich trinke keinen Alkohol während meiner Mahlzeiten.

Ich lege vor dem Öffnen der ersten Flasche fest, wieviel Gläser Alkohol ich trinken werde.

Ich trinke Wein und Sekt aus kleinen Likörgläsern und Bier aus kleinen Aperitifgläsern.

Wenn ich das Gefühl habe, zwischen den festgelegten Mahlzeiten etwas essen oder trinken zu müssen, schaue ich auf die Uhr und warte 5 Min. damit.

Ich esse oder trinke heute nach einer bestimmten Zeit nichts mehr. Legen Sie die Uhrzeit fest, nach der Sie nichts Kalorienhaltiges mehr essen oder trinken wollen.

Wenn ich das Gefühl habe, zwischen den festgelegten Mahlzeiten etwas essen oder trinken zu müssen, führe ich sofort einige angenehme Tätigkeiten aus, die ich mir als Ersatz für diese Situation vorgenommen habe.

Wenn ich abends zum Essen eingeladen bin oder selbst Besuch bekomme, versuche ich, während des Tages ungefähr 2100 kJ (500 Kalorien) einzusparen.

Bei Einladungen verzichte ich auf kalorienreiches Knabberzeug, wie z. B. Salzstangen.

Ich lasse bei Einladungen mein Glas halbvoll stehen, damit der Gastgeber nicht so schnell nachschenken kann.

Die unterstützende Wirkung einer *vermehrten körperlichen Bewegung* bei der Therapie und insbesondere bei der Vorbeugung der Adipositas wird im allgemeinen weit unterschätzt. Nach der Abb. **25** hat sich der Energiebedarf in unserer Gesellschaft wesentlich einschneidender geändert als die Ernährungsgewohnheiten. Vermehrte Bewegung wäre demnach eine wichtige kausale Therapiemaßnahme. Allerdings läßt sich durch vermehrte körperliche Bewegung von der Art, wie sie auf breiter Basis empfohlen werden kann und realisierbar ist, kein akuter Gewichtsverlust erreichen (Tab. **23**). Der Kalorienmehrverbrauch gegenüber Ruhebedingungen ist sogar bei wettkampfmäßiger sportlicher Betätigung erstaunlich gering. Wenn man jedoch das häufigste Gewichtsproblem, nämlich die Zunahme von etwa 10 kg im Laufe des Erwachsenenlebens, näher analysiert, also beispielsweise auf den Verlauf von 20 Jahren umrechnet, so ergibt sich eine tägliche Gewichtszunahme von 6 g, einer positiven Kalorienbilanz von ca. 40 kcal pro Tag entsprechend. Bereits 20 Min. Laufen oder 5–10 Min. Treppensteigen kann hier die Kalorienbilanz ausgleichen bzw. die Gewichtszunahme verhüten helfen. Die häufig geäußerte Ansicht, daß durch vermehrte körperliche Betätigung der Hunger und damit die Energiezufuhr mit der Nahrung automatisch steige, entbehrt jeder

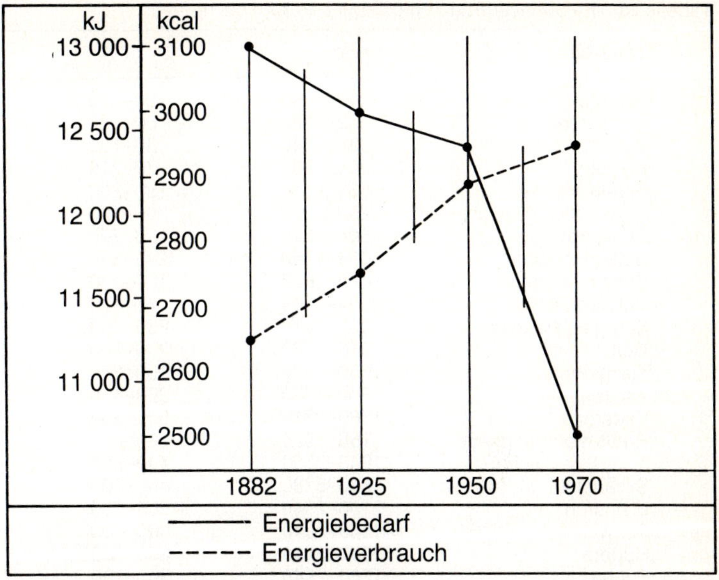

Abb. **25** Energiebedarf und Energieverbrauch der deutschen Bevölkerung in der zeitlichen Entwicklung (kcal/Kopf/die) (aus *W. Wirths:* Nahrungsversorgung der Bevölkerung. In: Ernährungslehre und Diätetik, Bd. III, hrsg. von *H.-D. Cremer* u. Mitarb. Thieme, Stuttgart 1974)

Grundlage. Vermehrte körperliche Bewegung, insbesondere als Freizeitsport, hat im Gegenteil eine stabilisierende Wirkung auf psychische und physische Funktionen und hilft häufig bei der Bearbeitung von Problemen, die sonst am Abendbrottisch durch übermäßiges Essen kompensiert werden. Schließlich wurden neuere Befunde zur Energieverwertung bereits referiert (s. S. 99), denen zufolge ein Mindestmaß an körperlicher Bewegung Voraussetzung dafür ist, daß eine *Luxuskonsumption* bzw. energieverschwendende Mechanismen des Organismus einsetzen können.

Da die Ursachen, die im Einzelfall zur Gewichtszunahme führen, im Bereich der geschilderten Mechanismen starke individuelle Schwankungen aufweisen, setzt auch eine erfolgreiche Betreuung Übergewichtiger eine Individualisierung der beschriebenen Maßnahmen voraus. Hilfreich ist hierbei ein Ernährungs- und Bewegungsprotokoll (einschließlich der Getränke) retrospektiv für die letzten 24 Std. oder prospektiv für einige Tage, das vielfach Ansätze für gezielte therapeutische Maßnahmen bietet. Schließlich ist der Dauererfolg der

Tabelle **23** Kalorienverbrauch pro Stunde in kJ (kcal/h)

Tätigkeit	kJ/h	kcal/h
Schlafen	210– 294	50– 70
Handarbeit	252– 336	60– 80
Bügeln	336– 546	80–130
Kochen	294– 882	70–210
Fegen/Moppen	630– 840	150–200
Abwaschen (Geschirr)	252– 504	60–120
Fensterputzen	504– 840	120–200
Bettenmachen	1008–1260	240–300
Spazierengehen	420– 840	100–200
Autofahren	294– 504	70–120
Schneeschaufeln	1050–1470	250–350
Golf	840–1260	200–300
Tischtennis	1050–1470	250–350
Tanzen	840–1890	200–450
Federball	1260–2310	300–550
Radfahren, langsam	756– 924	180–220
schnell	1848–2100	440–500
Skilanglauf	1890–3780	450–900
Eislaufen	2100–2940	500–700
Schwimmen	1260–2940	300–700
Rudern	1050–2730	250–650
Fußball	1260–2940	300–700
Reiten	1050–2520	250–600
Langlauf	2100–2520	500–600
Treppensteigen	2016–2184	480–520

Gewichtsreduktion nach FEINSTEIN im besonderen Maße von der Motivation und vom Engagement des Therapeuten geprägt.

Die Verwendung von Appetitzüglern der Amphetaminreihe ist nicht indiziert. Schwere Nebenwirkungen wurden beschrieben. Neuere Präparate können in der Anfangsperiode die Einhaltung der Reduktionskost erleichtern helfen. Auch hier tritt jedoch eine Gewöhnung an die Wirkung der Substanzen auf, und die Langzeiterfolge durch Einbeziehung von Appetitzüglern sind wesentlich ungünstiger als die durch engagierte Diät- und Bewegungstherapie, da nach Absetzen der Präparate regelmäßig ein Rebound zu beobachten ist.

Prognose

Vor Eintreten irreversibler Komplikationen läßt sich die Prognose Übergewichtiger bezüglich der Morbidität und Mortalität durch erfolgreiche Gewichtsreduktion der immer Normalgewichtiger angleichen. Die Langzeiterfolge bei der Therapie der Adipositas liegen derzeit bei etwa 30%.

Chirurgische Therapie der Adipositas

Bei extremer Übergewichtigkeit (mehr als 100% nach BROCA), die länger als 5 Jahre besteht und konservativen Maßnahmen nicht zugänglich ist, wurde als Ultima ratio bei ausdrücklichem Wunsch der Patienten in mehreren hundert Fällen eine jejunoileale Bypass-Operation durchgeführt, um ein Malabsorptionssyndrom hervorzurufen.

Indikation zum jejunoilealen Bypass (aus *B. Husemann:* Die chirurgische Therapie von Adipositas und Hyperlipidämie. Witzstrock, Baden-Baden 1975):

1. mehr als 100% Übergewicht,
2. Dauer der Adipositas über 5 Jahre,
3. konservative Therapie erfolglos,
4. ausdrücklicher Wunsch des Patienten,
5. operationstechnische Erfahrung bei dieser Operation.

Folge ist eine bleibende Gewichtsreduktion mit einer Gewichtsabnahme, die im ersten Jahre zwischen 10 und 70 kg beträgt.

Verschiedene OP-Techniken wurden versucht. Der jejunokolische Bypass scheint komplikationsreicher zu sein als der jejunoileale Bypass. Auch die Länge des belassenen Jejunums (20 cm) und Ileums (20 cm), ebenso wie die Art der Anastomosierung sind bedeutsam. Größere Erfahrungen in Deutschland bestehen an der Chirurgischen Universitätsklinik Erlangen (HUSEMANN 1975). Auch Verkleinerungsoperationen des Magens werden durchgeführt.

Mit zahlreichen Komplikationen während und nach dieser Operation ist zu rechnen: Die unmittelbare Operationsmortalität beträgt ca. 4%. Schlechte Wundheilung, Lungenembolien und schwere Diarrhöen mit Mineralverlusten komplizieren den postoperativen Verlauf; später muß zur Prophylaxe von Vitaminmangelerscheinungen eine parenterale Substitution mit einem Multivitaminpräparat und Vitamin B_{12} durchgeführt werden. Ein bakterielle Überwucherung führt zum Syndrom der blinden Schlinge und zur Kolondilatation. Eine letale Bedrohung besteht durch Leberversagen, das in mehreren Fällen im Zusammenhang mit Alkoholkonsum beobachtet wurde. Störungen der Leberfunktion, deren Schwere mit der Geschwindigkeit der Gewichtsabnahme zusammenhängen soll, treten bei praktisch allen Patienten auf.

Zusammenfassend handelt es sich um eine schwere Operation, deren intra- und postoperative Komplikationen (40%) nur in der Hand des mit dieser Operation Erfahrenen beherrscht werden können.

Ein anderes operatives Verfahren bei massiver Adipositas ist die chirurgische Resektion von abdominellen Fettschürzen (bis zu 9 kg). Bei dieser an sich einfachen Operation können wegen der großen Wundfläche in einem zur Superinfektion disponierten Gewebe schwere postoperative Wundheilungsstörungen auftreten. Mehrmonatige stationäre Aufenthalte werden dann erforderlich.

Arteriosklerose

Nach einer Definition der WHO ist Arteriosklerose „eine variable Kombination von Intima-Veränderungen der Arterien . . ., charakterisiert durch lokale Akkumulation von Lipiden, komplexen Kohlenhydraten, Blut- und Blutprodukten, Bindegewebe und Kalziumablagerungen, mit begleitenden Veränderungen der Media“.

Nach jahre- bis jahrzehntelanger asymptomatischer Entwicklung dieses Gefäßprozesses manifestieren sich, häufig durch ein zusätzliches thrombotisches Geschehen rapid progredient, die klinischen Syndrome der koronaren Herzkrankheit, der zerebrovaskulären Insuffizienz und der peripheren arteriellen Verschlußkrankheit, heute in Deutschland mit etwa 350 000 von insgesamt 750 000 Todesfällen wie in anderen Industrienationen an der Spitze der Todesursachenstatistik (Abb. **26**).

Durch die Summe der vorliegenden Forschungsergebnisse ist die *multifaktorielle Genese* der Arteriosklerose und ihrer Komplikationen gesichert. Die durch prospektive epidemiologische Studien identifizierten Risikofaktoren konnten im Tiermodell weiter untersucht und der Wert ihrer Ausschaltung im therapeutischen Langzeitversuch getestet werden. Daß hier noch viele Fragen ihrer Beantwortung harren, hat gute Gründe. Dazu gehören die lange *Inkubationszeit* der Arteriosklerose bis zur klinischen Manifestation, das Fehlen von Methoden zur Untersuchung der initialen Veränderungen beim Menschen, das Hinzutreten komplizierender Faktoren im klinischen Stadium, die Unzulänglichkeiten der Tiermodelle und nicht zuletzt die komplexe Problematik therapeutischer Langzeitversuche beim Menschen.

Ungeachtet dieser Schwierigkeiten ist die prominente Rolle erhöhter Plasmalipid- bzw. Lipoproteinspiegel bei der Entstehung und dem Fortschreiten der Arteriosklerose des Menschen und insbesondere der koronaren Herzkrankheit gesichert, und Konsequenzen für die Praxis sind unausweichlich. Dabei müssen Hyperlipidämien keinesfalls immer der initiale Faktor oder besonders ausgeprägt sein – das gilt insbesondere in der Kombination mit anderen pathogen bedeutsamen Faktoren wie Hypertonie oder Zigarettenrauchen. Der obigen Aussage steht auch die Beobachtung nicht entgegen, daß in Einzelfällen eine schwere koronare Herzkrankheit beobachtet wird, ohne daß einer der bekannten Risikofaktoren vorliegt. Das Reaktionsmuster der Gefäßwand auf sehr verschiedenartige Noxen ist recht monoton. Ent-

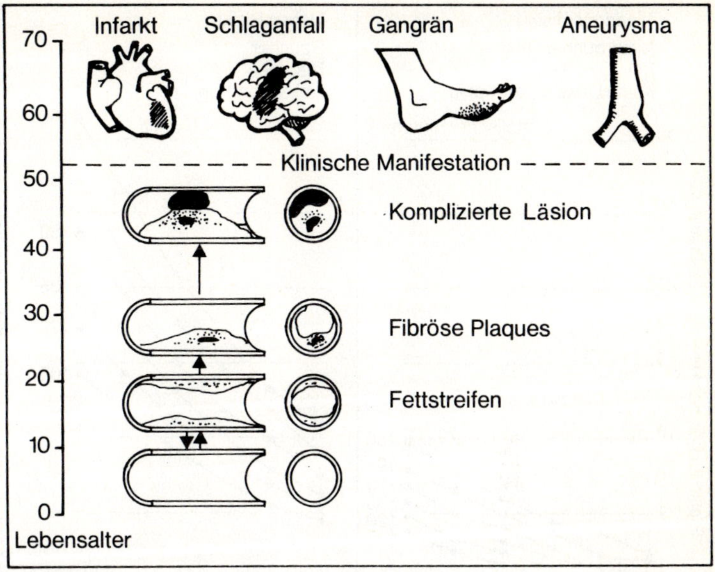

Abb. **26** Schematische Darstellung der Pathogenese der Atherosklerose beim Menschen (aus *H. McGill* u. Mitarb.: Atherosclerosis and its origin. Academic Press, New York 1963)

sprechend führen im Experiment sehr verschiedenartige Ursachen zu ähnlichen Gefäßveränderungen, eine Beobachtung, die zusammen mit einer erheblichen unerklärten Restvarianz bei der epidemiologischen Definition von Risikofaktoren Anlaß weiterer intensiver Forschung auf diesem wichtigen Gebiet sein müssen. Trotzdem ist bereits jetzt die Möglichkeit einer Prognosestellung durch Kenntnis der *konventionellen* Risikofaktoren erstaunlich gut, wie die Abb. **27** belegt.

Prozeß der Arteriosklerose – Rolle von Lipiden

Normale Arterien unterscheiden sich nicht nur bezüglich ihrer Größe und Verzweigungscharakteristik, sondern auch hinsichtlich ihrer Histologie und chemischen Zusammensetzung. Generell läßt sich jedoch die Intima, der Ort der primären Läsion bei Arteriosklerose, von Media und Adventitia unterscheiden.

Als früheste makroskopisch sichtbare Fetteinlagerungen gelten die *Fettstreifen,* die durch Lipidansammlung in den glatten Muskelzellen der Intima, in Makrophagen und Schaumzellen entstehen und typischerweise als flache Einlagerungen zu keiner Lumeneinengung füh-

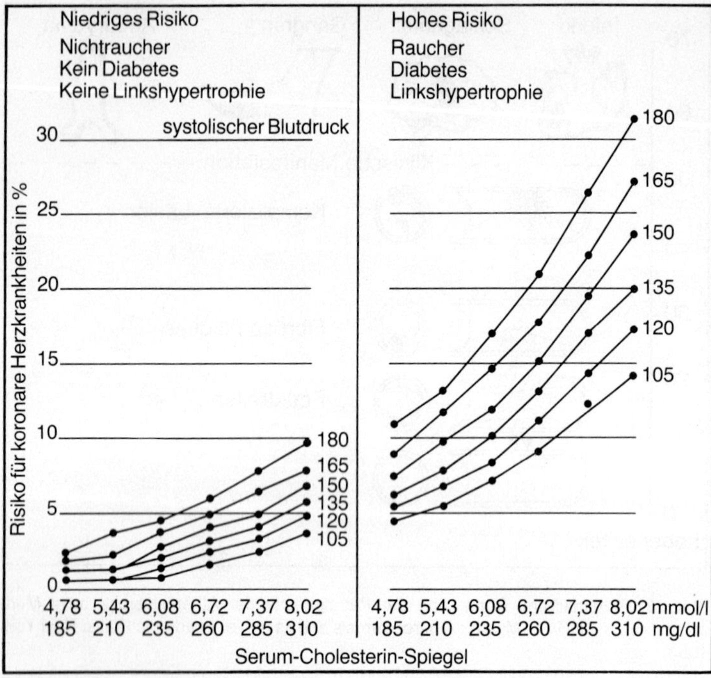

Abb. **27** Risikotabelle für die koronare Herzkrankheit (Risiko berechnet auf 8 Jahre bei 40jährigen Männern, Framingham-Studie)

ren. Das gespeicherte Lipid ist vorwiegend Cholesterin, verestert mit Ölsäure. Die Plaques beginnen in der Kindheit (Aorta) und beim Jugendlichen (Koronarien und Zerebralgefäße). Sie finden sich nicht immer am Ort späterer schwerer Läsionen und sind reversibel. *Fibröse Plaques* unterscheiden sich von den reinen Fettplaques nicht nur bezüglich des Zeitpunktes ihres Auftretens und ihrer Lokalisation, sondern auch was Aussehen, Zusammensetzung und Folgen betrifft. Ein Großteil der Plaquelipide ist extrazellulär – wiederum ist Cholesterin vorwiegendes Lipid, jetzt jedoch bevorzugt mit Linolsäure verestert und damit den Cholesterinestern des Plasmas gleichend. Weitere Komponenten der Plaques sind glatte Muskelzellen und Kollagen, häufig besonders ausgeprägt zum Gefäßlumen hin. Die Plaques entstehen nach derzeitigem Wissensstand dadurch, daß lipidhaltige glatte Muskelzellen zugrunde gehen und mit ihrem Lipidinhalt die Grundlage eines extrazellulären Pools bilden, zu dessen Wachstum Plasmalipoproteine maßgeblich beitragen.

Im Alter werden die Läsionen durch Kalziumablagerung kompliziert und die Arterienwand brüchig – das Ergebnis sind klinische Komplikationen wie Aneurysmabildung und Ruptur mit Blutung. Alternativ können sich Stenosen durch das Wachsen der Lipidplaques in das Gefäßlumen oder durch thrombotische Auflagerungen entwickeln, klinische Korrelate sind die koronare Herzkrankheit (Angina pectoris, Myokardinfarkt) sowie die zerebrovaskulären und peripheren arteriellen Verschlußkrankheiten (vgl. Abb. **26**).

Ätiologische Faktoren

Lipide und Lipoproteine: Einer der wichtigsten Hinweise für den Zusammenhang zwischen erhöhten Plasmalipidspiegeln und dem Auftreten der Arteriosklerose ist die enge Korrelation zwischen Plasmacholesterinspiegeln und der Entstehung der koronaren Herzkrankheit, wie sie in vielen prospektiven epidemiologischen Untersuchungen gefunden wurden (vgl. Abb. **13**). Dazu kommen weitere Fakten: 30–50% des kalziumfreien Trockengewichtes arterieller Plaques ist Lipid, davon etwa 70% Cholesterin. Im Tierversuch führt eine Erhöhung der Plasmalipidkonzentrationen zur Arteriosklerose. Beim Menschen gibt es das Modell der familiären Hyperlipidämien: Von Geburt an erhöhte Plasmacholesterin- und β-Lipoproteinspiegel führen bei der familiären Hypercholesterinämie (Typ-II-Hyperlipoproteinämie, s. S. 47) zur frühzeitig auftretenden und schweren Arteriosklerose. Der Lipid- und LDL-Gehalt der Intima menschlicher Arterien korreliert eng mit der LDL-Konzentration im Plasma (Abb. **28**) und zeigt ähnliche Cholesterinesterfettsäuren – ein Hinweis für die prominente Rolle der Filtration in der Atherogenese.

Die genaue Analyse des Risikofaktors Hyperlipoproteinämie hat gezeigt, daß die Bestimmung der Serumlipide – Cholesterin, Triglyzeride und Phospholipide – das atherogene Risiko einer Fettstoffwechselstörung nur teilweise zu erfassen vermag. Dazu bedarf es einer Untersuchung der Plasmalipoproteine, deren verschiedene Klassen eine sehr unterschiedliche Atherogenität aufweisen. Neue Untersuchungen deuten sogar an, daß in Zukunft die Apoproteine die besten Diskriminatoren der Atherogenität einer Fettstoffwechselstörung sein könnten.

Triglyzeridreiche Lipoproteine:

Aufgrund der bisher vorliegenden Studienergebnisse steht nicht zweifelsfrei fest, ob die isolierte Hypertriglyzeridämie und die Chylomikronämie ein erhöhtes Risiko bedeuten. Trotzdem vertritt heute die überwiegende Mehrheit der Spezialisten die Ansicht, daß eine Vermehrung triglyzeridreicher Lipoproteine als Risikofaktor der Arteriosklerose angesehen werden muß.

Die Triglyzeride werden im Plasma vor allem durch VLDL und Chylomikronen transportiert, die beide im Gegensatz zu den Gesamt- und LDL-Cholesterinwerten eine deutliche Abhängigkeit von der Nahrungszufuhr und damit von der alimentären Lipämie zeigen (s. auch S. 22). Obwohl die Beurteilung der Atherogenität bisher weitgehend aufgrund des Nüchternserums erfolgt, darf nicht vergessen werden, daß im Ablauf des Tages während etwa 16–20 Std. eine alimentäre Lipämie vorliegt. Dabei werden zirkulierende triglyzeridreiche Lipoproteine durch die lipolytischen Enzyme ständig in kleinere, triglyzeridärmere Partikel abgebaut. Diesen Zwischenprodukten (Chylomikronen-Remnants, IDL) kommt möglicherweise eine beträchtliche Atherogenität zu.

Die Chylomikronen per se scheinen dagegen aufgrund ihrer Größe ebenso wie die VLDL nicht direkt atherogen zu sein. Als „natürliches Beispiel" der fehlenden Atherogenität der Chylomikronämie mag die familiäre Hyperlipoproteinämie Typ I nach Fredrickson gelten, bei der trotz ausgesprochener Chylomikronämie eine Häufung arteriosklerotischer Gefäßkomplikationen vermißt und sogar eine auffallende Integrität der Gefäßwände beobachtet wird. Die Hyperlipoproteinämie Typ I aber beruht auf einem Mangel an aktiver Lipoproteinlipase, weshalb der Abbau triglyzeridreicher Lipoproteine gestört ist und auch die gefährlichen Zwischenprodukte Remnants und IDL nur in geringer Menge anfallen. Für die Zukunft wird möglicherweise – ähnlich wie beim Diabetes mellitus – die Beurteilung der Stoffwechselsituation bei Störungen im Metabolismus triglyzeridreicher Lipoproteine durch mehrere tägliche Bestimmungen der Serumlipide und -lipoproteine notwendig sein.

Low densitiy Lipoproteine (LDL):

Eine hohe Atherogenität besitzen die LDL. Sie transportieren beim Normolipämiker etwa 60–70% des Gesamtcholesterins im Plasma. Im Falle einer Erhöhung des Gesamtcholesterinspiegels wird auch dieses zusätzliche Cholesterin weitgehend von den LDL getragen. Die LDL treten über ihre Rezeptoren, die sich an den hauptsächlichen Zelltypen der Gefäßwand finden, in Kontakt mit diesen Zellen und dringen leicht in sie ein. Zwischen dem Gehalt an Plasmacholesterin und dem LDL-Gehalt der Intima menschlicher Arterien besteht eine enge Beziehung (Abb. **28**). Eine Erhöhung des LDL-Cholesteringehaltes (und damit des Apo B) im Plasma ist aufgrund der Resultate zahlreicher Studien der letzten Jahre sehr eng mit dem Auftreten arteriosklerotischer Gefäßkomplikationen korreliert.

Ein „natürliches" Beispiel für die hohe Atherogenität der LDL stellt die familiäre Hypercholesterinämie (Typ-II a-Muster nach Fredrickson) dar (s. S. 47).

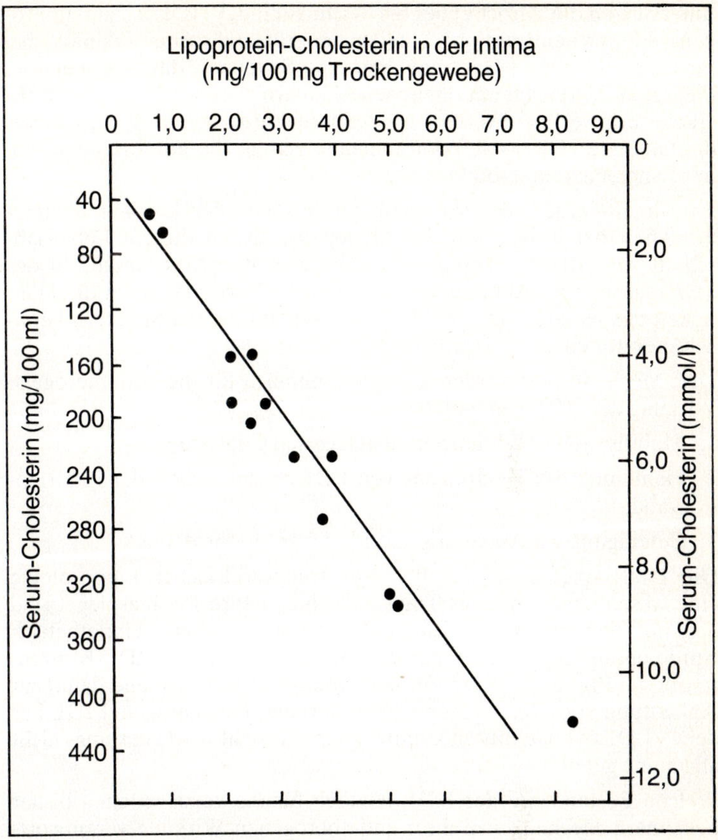

Abb. **28** Korrelation zwischen LDL in der Intima von Arterien und dem Cholesterinspiegel im Blut (aus *E. B. Smith, R. S. Slater:* Lancet 1972/I, 463)

High density Lipoproteine (HDL):

Als vor wenigen Jahren die enge inverse Korrelation zwischen dem HDL-Cholesterinspiegel und der Inzidenz koronarer Erkrankungen entdeckt wurde, setzte eine intensive Suche nach möglichen Ursachen für die protektive Potenz dieser Lipoproteinklasse ein. Aufgrund der Ergebnisse großer epidemiologischer Studien scheint die Bedeutung erniedrigter HDL-Spiegel für die Entstehung arteriosklerotischer Gefäßkomplikationen wesentlich größer zu sein als diejenige erhöhter Gesamt- und LDL-Cholesterinwerte. Zahlreiche weitere Befunde unterstützen die Ansicht über die Wichtigkeit der HDL als antiatherogene Lipoproteinfraktion: Studien an grönländischen Eskimos, bei denen die koronare Herzkrankheit eine Seltenheit darstellt, zeigten, daß sie im Vergleich mit dänischen Männern wesentlich höhere HDL-Cholesterinwerte aufweisen. Als „experimentum naturae" mag weiter die familiäre Hyper-α-Lipoproteinämie gelten, die mit ausgesprochener Langlebigkeit verbunden ist.

Es scheint ferner, daß zur geringen Inzidenz der koronaren Herzkrankheit bei Frauen vor der Menopause die in diesem Lebensabschnitt wesentlich höheren HDL-Spiegel beitragen könnten. In der Menopause – bei Abfall der HDL-Cholesterinwerte – steigt die Häufigkeit des Herzinfarktes bei Frauen rasch auf die bei Männern beobachteten Raten an.

Drei Mechanismen werden heute vornehmlich für die antiatherogene Wirkung der HDL genannt:

1. Mobilisation und Transport abgelagerten Cholesterins,
2. Hemmung des Eindringens von LDL in die Zellen der Arterienwand,
3. Beteiligung am Abbau triglyzeridreicher Lipoproteine.

Die HDL spielen im Katabolismus triglyzeridreicher Lipoproteine eine wesentliche Rolle als Transportvehikel. Ihre Plasmaspiegel sind eng mit denjenigen der Lipaseaktivitäten korreliert. Hypothetisch wurde daraus geschlossen, daß eine Verminderung der HDL-Konzentration im Plasma zu einer Verlangsamung der Lipolyse und damit zur Anhäufung von atherogenen Chylomikronen-Remnants und IDL aus dem VLDL-Abbau führen könnte. Diese Ansicht wird allerdings nicht allgemein geteilt.

Welche Bestandteile der HDL letztlich für die verschiedenen bisher bekannten Mechanismen ihrer antiatherogenen Wirkung verantwortlich sind, steht heute noch nicht fest. Es bestehen jedoch gute Gründe zur Annahme, daß vor allem ihr Gehalt an Apoprotein AI und E und ihre Verteilung auf die Subklassen HDL 2 und HDL 3 von großer Bedeutung sind. Es konnte gezeigt werden, daß der variable Anteil des HDL-Spiegels im Plasma vor allem durch die HDL 2 bestimmt wird. Diese Subfraktion der HDL könnte damit die eigentlich wirksame protektive Fraktion darstellen.

Hohe HDL-II-Konzentrationen im Plasma dürften in erster Linie für eine rasche Eliminierung atherogener Chylomikronen-Remnants und IDL verantwortlich sein.

Andere Risikofaktoren der koronaren Herzkrankheit sind *Hypertonie, Zigarettenrauchen, Diabetes mellitus, körperliche Inaktivität, männliches Geschlecht und Alter.* Hypertonie und Diabetes scheinen, was die koronare Herzkrankheit betrifft, den Risikofaktor Hyperlipidämie zu verstärken und andererseits in Populationen mit niedrigen Lipidspiegeln den Risikocharakter weitgehend zu verlieren. Das Risiko der Adipositas besteht insbesondere in ihrer manifestationsfördernden Rolle für Hyperlipidämie, Hypertonie und Diabetes. Die Bedeutung von Veränderungen bestimmter Gerinnungsfaktoren als Risikofaktor der KHK ist derzeit noch nicht sicher abzuschätzen. Auch die Rolle der Prostaglandine wird derzeit intensiv bearbeitet.

Da die Arteriosklerose typischerweise kein generalisierter, sondern ein fokaler Prozeß ist, die bisher genannten Faktoren jedoch auf die Gefäßwand in toto einwirken, wird eine ätiologische Diskussion auch lokale Faktoren berücksichtigen müssen. Solche lokalen Faktoren können struktureller, biochemischer oder hämodynamischer Art sein und beispielsweise im Bereich von Biegungen oder Verzweigungen zur Intimaschädigung, Plättchenaggregation und Mikrothrombenbildung führen. Eine erhöhte Intimapermeabilität ist Voraussetzung für die Einschwemmung von LDL und anderen Plasmabestandteilen, die wiederum die Proliferation der glatten Muskelzellen stimulieren. Lokale Störungen des Gefäßwandstoffwechsels können zur fokalen Lipidablagerung beitragen.

Prophylaxe und Therapie der Arteriosklerose

Ein rationeller Ansatz zur Prophylaxe und Therapie der Arteriosklerose besteht in der Beeinflussung bzw. Ausschaltung der beschriebenen Risikofaktoren. Dies betrifft insbesondere Hypertonie, Rauchen, Diabetes mellitus und Hyperlipidämien. Während der lebensverlängernde Effekt durch eine suffiziente Therapie der Hypertonie oder durch Einstellung des Rauchens bereits eindeutig bewiesen werden konnte, fehlt ein solcher eindeutiger Beweis beim Menschen für den Risikofaktor Hyperlipidämie, da eine suffiziente Beeinflussung des Risikofaktors Hyperlipidämie außerordentlich schwierig ist und ein Effekt erst nach einer Langzeittherapie erwartet werden kann.

Eine Studie, die bezüglich Planung, Durchführung, Teilnehmerzahl und Dauer allen statistischen Anforderungen genügt, würde Tausende von Teilnehmern über viele Jahre erfordern. Ergebnisse mehrerer gut kontrollierter Studien kleineren Umfangs machen jedoch bereits jetzt eine Reduktion der Infarkthäufigkeit durch eine suffiziente lipidsenkende Langzeittherapie sehr wahrscheinlich.

Ist Arteriosklerose reversibel?

Ergebnisse von Tierversuchen (bei menschenähnlichen Primaten), aus der Gewebskultur sowie klinische Beobachtungen, insbesondere bei der Therapie der familiären Hyperlipidämie und angiologische Befunde lassen den Schluß zu, daß Arteriosklerose prinzipiell reversibel ist. Voraussetzungen sind eine deutliche und andauernde Senkung erhöhter Blutlipidspiegel (Cholesterin möglichst < 5,2 mmol/l [< 200 mg/dl], wie sie derzeit nur bei einer Minderzahl entsprechender Patienten realisiert wird, und ein möglichst frühzeitiger Beginn der therapeutischen Bemühungen.

Diese Bemühungen müssen auch die Prophylaxe und Therapie der übrigen Risikofaktoren einschließen und setzen daher eine generelle Bestandsaufnahme der gesundheitsschädigenden Verhaltensweisen (Fehlernährung, Bewegungsmangel, Zigarettenrauchen) voraus.

Eine motivierte, aktive Mitarbeit des Patienten ist unabdingbare Voraussetzung für den erhofften Erfolg. Dieser zumutbare eigene Beitrag zur Gesundheit kann, falls nicht vorhanden, durch Medikamente nicht ersetzt werden. Verhaltenstherapeutische Modelle zur Problemerkennung und gezielten Verhaltensänderung sind vielerorts in Erprobung.

Literatur

Ahrens, E. H., W. E. Connor: The evidence relating six dietary factors to the nation's health. Report of a task force. Amer. J. clin. Nutr. 32 (1979), 2621–2748

Albers, J. H., G. R. Warnick, M. C. Cheung: Quantitation of high density lipoproteins. Lipids 13 (1978) 926–932

Ames, R. P., P. Hill: Elevation of serum lipid levels during diuretic therapy of hypertension. Amer. J. Med. 61 (1976) 748–757

Anderson, J. W., W. J. Lin Chen: Plant fiber. Carbohydrate and lipid metabolism. Amer. J. clin. Nutr. 32 (1979), 346–363

Arab, L., B. Schellenberg, G. Schlierf: Ernährung und Gesundheit – Eine Untersuchung bei jungen Frauen und Männern in Heidelberg. Infusionsther. klin. Ernähr. 7 (1981)

Assmann, G., H. Schriewer: Diagnostik der Hyperlipidämien. Ther. Umsch. 37 (1980) 965–972

Assmann, G., H. Schriewer, H. Schulte, W. Oberwittler: Der Stellenwert des HDL-Cholesterin als Risikoindikator der koronaren Gefäßkrankheit. Internist (Berl.) 21 (1980) 202–212

Augustin, J., G. Middelhoff, W. Brown: Metabolismus der Lipoproteine. In Schwiegk, H.: Handbuch der inneren Medizin, 5. Aufl., Bd. VII. Springer, Berlin 1976 (S. 219)

Bagdade, J. D., J. J. Albers: Plasma high density lipoprotein concentrations in chronic hemodialysis and renal-transplant patients. New Engl. J. Med. 296 (1977) 1436–1439

Barndt, R., D. Blankenhorn, D. Crawford, S. Brooks: Regression and progression of early femoral atherosclerosis in treated hyperlipoproteinemic patients. Ann. intern. Med. 86 (1977) 139

Beaumont, J. L., L. A. Carlson, G. R. Cooper: Classification of hyperlipidemias and hyperlipoproteinemias. Bull. Wld Hlth Org. 43 (1970) 891–915

Bierman, E. L., J. J. Albers: Lipoprotein uptake by cultured human arterial smooth muscle cells. Biochem. biophys. Acta (Amst.) 388 (1975) 198–202

Bierman, E. L., J. A. Glomset: Disorders of lipid metabolism. In Williams, R. H.: Textbook of Endocrinology. Saunders, Philadelphia 1974

Bilheimer, D., N. Stone, S. Grundy: Metabolic studies in familial hypercholesterolemia. J. clin. Invest. 64 (1979) 524

Blum, C., R. Havlik, J. Morganroth: Cholestyramine: an effective twice-daily dosage regimen. Ann. intern. Med. 85 (1976) 287

Blum, C., R. Levy, S. Eisenberg, H. Hall, R. Goebel, B. Berman: High density lipoprotein metabolism in man. J. clin. Invest. 60 (1977) 795.

Böttiger, L. E., L. A. Carlson: Risk factors for ischaemic vascular death for men in the Stockholm prospective study. Atherosclerosis 36 (1980) 389–408

Bradley, D., J. Wingerd, D. Petitti et al.: Serum high density lipoprotein cholesterol in women using oral contraceptives, estrogens and progestins. New Engl. J. Med. 299 (1978) 17

Bray, G. A.: Metabolic obesity and brown adipose tissue. Triangel (De.) 20 (1981) 145–149

Breckenridge, W., J. Little, G. Steiner, A. Chow, M. Proabst: Hyperglyceridemia associated with deficiency of apolipoprotein C-II. New Engl. J. Med. 298 (1978) 1265

Brewer, B.: Current concepts of the molecular structure and metabolism of human apolipoproteins and lipoproteins. Klin. Wschr. 59 (1981) 1023

Brown, M. S., P. T. Kovanen, J. L. Golstein: Regulation of plasma cholesterol by lipoprotein receptors. Science 212 (1981) 628

Brunzell, J. D., D. Porte, E. L. Bierman: Abnormal lipoprotein lipase mediated plasma triglyceride removed in untreated diabetes mellitus associated with hypertriglyceridemia. Metabolism 28 (1979) 901–907

Buchwald, H., R. B. Moore, R. L. Varco: Surgical treatment of hyperlipidemia. Circulation 49, Suppl. 1 (1974) 1

Castelli, W. P., J. T. Doyle, T. Gordon, C. G. Hames, M. C. Hjortland, S. B. Hulley, A. Kagan, W. J. Zukel: Alcohol and blood lipids. The cooperative lipoprotein phenotyping study. Lancet 1977/II, 153

Castelli, W. P., J. T. Doyle, T. Gordon, C. G. Hames, M. C. Hjortland, S. B. Hulley, A. Kagan, W. J. Zukel: HDL cholesterol and other lipids in coronary heart disease: the cooperative lipoprotein phenotyping study. Circulation 55 (1977b) 767

Cattran, D., G. Steiner, D. Wilson, S. Fenton: Hyperlipidemia after renal transplantation: Natural history and pathophysiology. Ann. intern. Med. 91 (1979) 554

Christensen, G., C. Glueck, P. Kwiterowich: Plasma cholesterol and triglyceride distributions in 136665 children and adolescents: the prevalence study of the Lipid Research Clinic Program. Pediat. Res. 14 (1980) 194

Committee of Principal Investigators: A cooperative trial in the primary prevention of ischaemic heart disease using clofibrate. Brit. Heart J. 40 (1978) 1069

Conference on the Health Effects of Blood Lipids: Optimal distributions for populations. Prevent. Med. 8 (1979) 609–759

Coronary Drug Project Research Group: Clofibrate and niacin in coronary heart disease. J. Amer. med. Ass. 231 (1975) 360–381

Daoud, A., J. Jarmolych, J. Augustin, K. Fritz, J. Singh, K. Lee: Regression of advanced atherosclerosis in swine. Arch. Path. 100 (1976) 372

Dietschy, J. M., J. D. Wilson: Regulation of cholesterol metabolism. New Engl. J. Med. 282 (1970) 1128, 1179, 1241

Ditschuneit, H., J. G. Wechsler: Das modifizierte Fasten. Witzstrock, Baden-Baden 1981

Dorr, A., K. Gundersen, J. Schneider, T. Spencer, W. Martin: Colestipol hydrochloride in hypercholesterolemic patients – effect on serum cholesterol and mortality. J. chron. Dis. 31 (1978) 5

Eisenberg, S.: Very low density lipoprotein metabolism. Progr. biochem. Pharmacol. 15 (1979) 139

Enger, S., K. Herbjornson, J. E. Eikssen: High density lipoprotein (HDL) and physical activity: the influence of physical exercise, age and smoking on HDL-cholesterol and the HDL/total cholesterol ratio. Scand. J. clin. Lab. Invest. 37 (1977) 251

Fallat, R. W., J. W. Vester, C. J. Glueck: Suppression of amylase activity by hypertriglyceridemia. J. Amer. med. Ass. 225 (1973) 1331–1334

Fielding, Ch.: Metabolism of cholesterol-rich chylomicrons. J. clin. Invest. 62 (1978) 141

Fielding, P., V. Shore, C. Fielding: Lipoprotein lipase. Isolation and characterization of a second enzyme from postheparin plasma. Biochemistry 16 (1977) 1896

Fredrickson, D., J. Goldstein, M. Brown: The familial hyperliproteinemias. In Stanbury, J., J. Wyngaarden, D. Fredrickson: The Metabolic Basis on Inherited Disease, 4th ed. McGraw Hill, New York 1978 (p. 604)

Fredrickson, D. S., R. I. Levy, R. S. Lees: Fat transport in lipoproteins: an integrated approach to mechanisms and disorders. New Engl. J. Med. 276 (1967) 32, 94, 148, 215, 273

Fredrickson, D. S., R. I. Levy, M. Bonell, N. Ernst: The dietary management of Hyperlipoproteinemia. A Handbook for Physicians. U. S. Government Printing Office, Washington 1973

Gagné, C., P. L. Auger, S. Moorjani, D. Brun, P. J. Lupien: Effect of hyperchylomicronemia on the measurement of hemoglobin. Amer. J. clin. Path. 68 (1977) 584–586

Ghosh, P., D. Evans, S. Tomlinson: Hyperlipidemia after successful renal transplantation. Lancet 1974/I, 1054

Glomset, J.: Lecithin cholesterol acyltransferase. Progr. biochem. Pharmacol. 15 (1979) 41

Glück, Z., P. Weidmann, R. Mordasini, C. Bachmann, W. Riesen, E. Peheim, G. Keusch, A. Meier: Increased serum low-density lipoprotein cholesterol in men treated short-term with the diuretic chlorthalidone. Metabolism 29 (1980) 240

Glueck, C., R. Fallat, R. Tsang: Pediatric familial hypercholesterolaemia; therapy with diet and colestipol. Clin. Res. 22 (1974) 617

Glueck, C., P. Gartside, R. Fallat, J. Sielski, P. Steiner: Longevity syndromes: familial hypobeta- and familial hyperalphalipoproteinemia. J. Lab. clin. Med. 88 (1976) 941

Glueck, C. J., K. Kelly, M. J. Mellies, P. S. Gartside, P. M. Steiner: Hypercholesterolemia and hyper-alpha-lipoproteinemia in schoolchildren. Pediatrics 62 (1978) 478–487

Gordon, T., W. Kannel: Obesity and cardiovascular disease: the Framingham study. J. endocr. Metab. 5 (1976) 367

Gotto, A. M., N. E. Miller, M. F. Oliver: High Density Lipoproteins and Atherosclerosis. Elsevier, Amsterdam 1978

Gotto, A. M., L. C. Smith, B. Allen: Atherosclerosis V. Springer, Berlin 1980

Greten, H.: Untersuchungen zum Stoffwechsel menschlicher Chylomikronen. Klin. Wschr. 52 (1974) 947–955

Greten, H.: Lipoprotein Metabolism. Springer, Berlin 1976

Gries, F. A., P. Berchtold, M. Berger: Adipositas. Springer, Berlin 1976

Gries, F. A., K. Jahnke, H. Preiss, H. Canzler, H. D. Miss: Diättherapie der essentiellen Hyperlipidämien. Dtsch. med. Wschr. 94 (1969) 2307–2315

Grimm, R. H., A. Leon, D. Hunninghake, P. Hannon, H. Blackburn: Increased lipids and lipoproteins in diuretic treated mild hypertensives. Amer. J. Cardiol. 43 (1979) 419

Halverson, J. D., L. Wisel, W. F. Ballinger: Jejunoileal bypass for morbid obesity. Amer. J. Med. 64 (1978) 461

Hartmann, G., M. Werner: Normalwerte für Serumlipide, physiologische Einflüsse. Screening Methoden. In Hartmann, G., E. Wyss: Die Hyperlipidämien in Klinik und Praxis. Huber, Bern 1970 (S. 39)

Havel, R. J., J. P. Kane, M. L. Kashyap: Interchange of apolipoproteins between chylomicrons and high density lipoproteins during alimentary lipemia in man. J. clin. Invest. 52 (1973) 32–38

Herbert, P., D. Fredrickson: The hypobetalipoproteinemias. In Schwiegk, H.: Handbuch der inneren Medizin, 5. Aufl., Bd. VII. Springer, Berlin 1976 (S. 485–521)

Hirvonen, E., M. Mälkönen, V. Manninen: Effects of different progestogens on lipoproteins during postmenopausal replacement therapy. New Engl. J. Med. 304 (1981) 560–563

Hjermann, B.: Die chirurgische Therapie von Adipositas und Hyperlipidämie. Witzstrock, Baden-Baden 1975

Hjermann, I., K. Velve Byre, I. Holme, P. Leren: Effect of diet and smoking intervention on the incidence of coronary heart disease. Lancet 1981/II, 1303

Hjermann, I., S. C. Enger, A. Helgeland, I. Holme, P. Leren, K. Trygg: The effect of dietary changes on high density lipoprotein cholesterol. Amer. J. Med. 66 (1979) 105–109

Jenkins, D.: Dietary fibre, diabetes and hyperlipidemia. Progress and prospects. Lancet 1979/II, 1287

Kaffarnik, H., J. Schneider: Klinik der Hyperlipoproteinämie. Ther. Umsch. 37 (1980) 973–979

Kane, J. P., M. J. Malloy, P. Tun, N. R. Philipps, D. D. Freedman, M. L. Williams, J. S. Rowe, R. J. Havel: Normalization of low-density-lipoprotein levels in heterozygous familial hypercholesterolemia with a combined drug regimen. New Engl. J. Med. 304 (1980) 251–257

Kather, H.: Hormonal regulation of adipose tissue lipolysis in man: Implications for the pathogenesis of obesity. Triangel (De.) 20 (1981) 131–143

Keller, Ch., K. Harders-Spengel, F. Spengel, A. Wieczorek, G. Wolfram, N. Zöllner: Serum cholesterol levels in patients with familial hypercholesterolemia confirmed by tissue culture. Atherosclerosis 39 (1981) 51–59

Keys, A.: Coronary heart disease – the global picture. Atherosclerosis 22 (1975) 149–192

Keys, A.: Overweight, obesity, coronary heart disease and mortality. Nutr. Rev. 38 (1980) 297–307

Keys, A., J. T. Anderson, S. Grande: Serum cholesterol response to changes in the diet. Part. IV. Particular saturated fatty acids in the diet. Metabolism 14 (1965) 776–784

Kim, H. J., R. K. Kalkhoff: Changes in lipoprotein composition during the menstrual cycle. Metabolism 28 (1979) 663

Klose, G., J. Windelband, A. Weizel, H. Greten: Secondary hypertriglyceridemia in patients with parenchymal liver disease. Europ. J. clin. Invest. 7 (1977) 557

Klose, G., J. Augustin, G. Middelhoff, R. Mordasini, H. Greten: Grundlagen der medikamentösen Behandlung von Hyperlipidämien. Klin. Wschr. 56 (1978) 99

Kohlmeier, M., S. Hahn, H. Szymanski, P. Oster, B. Schellenberg, G. Vogel, G. Schlierf: Ernährungstherapie bei familiärer Hypercholesterinämie. Akt. Endokr. Stoffw. 1 (1980) 143–146

Krauss, R., F. Lindgren, J. Wingerd: Effects of estrogens and progestin on high density lipoproteins. Lipids 14 (1979) 113

Krone, W., D. J. Betteridge, D. J. Galton: The regulation of sterol synthesis in human leucocytes. In Hessel, L. W., H. M. J. Krans: Lipoprotein Metabolism and Endocrine Regulation. Elsevier, Amsterdam 1979

Kuo, P., K. Hayase, J. Kostis, A. Moreyra: Use of combined diet and colestipol in longterm treatment of patients with type II hyperlipoproteinemia. Circulation 59 (1979) 199

Lambrecht, J., D. Seidel: Enzymdiagnostik bei Patienten mit Hyperlipoproteinämie. Beseitigung von Plasmatrübungen durch selektive Polyanionenpräzipitation von Plasma-Lipoprotein. Z. klin. Chem. 12 (1974) 154–158

Langer, T., R. Levy: Acute muscular syndrome associated with administration of clofibrate. New Engl. J. Med. 279 (1968) 856

Levy, R.: Hyperlipoproteinemia and its management. J. cardiovasc. Med. 5 (1980) 435

Lewis, B.: The Hyperlipidemias. Blackwell, Oxford 1976

Lewis, S., W. Haskell, P. Wood: Effects of physical activity on weight reduction in obese middle-aged women. Amer. J. clin. Nutr. 29 (1976) 151

Mattson, F. H., B. A. Erickson, A. M. Kligman: Effect of dietary cholesterol on serum cholesterol in man. Amer. J. clin. Nutr. 25 (1972) 589

Miettinen, M., O. Turpeinen, M. Karvonen: Effect of cholesterol-lowering diet on mortality from coronary heart disease and other causes. A twelve-year clinical trial in men and women. Lancet 1972/II, 835

Miller, G., N. Miller: Plasma-high-density-lipoprotein concentration and development of ischaemic heart disease. Lancet 1975/I, 16

Miller, N. E.: The evidence for the antiatherogenicity of high density lipoproteins in man. Lipids 13 (1978) 914–919

Mishkel, M., S. Crowther: Broad beta disease: clinical and diagnostic characteristics. Cardiovasc. Med. 3 (1978) 957

Mordasini, R., P. Oster, W. Riesen: Medikamentöse Behandlung der Hyperlipidämien. Akt. Endokr. Stoffw. 2 (1981) 16

Mordasini, R., F. Frey, W. Flury, G. Klose, H. Greten: Selective deficiency of hepatic triglyceride lipase in uremic patients. New Engl. J. Med. 297 (1977) 1362

Mordasini, R., Z. Glück, P. Weidmann, G. Keusch, A. Meyer, W. Riesen: Zur Pathogenese der Diuretika-induzierten Hyperlipoproteinämie. Klin. Wschr. 58 (1980) 359–363

Motulski, A. G.: Current concepts in genetics: the genetic hyperlipidemias. New Engl. J. Med. 294 (1976) 823–826

Nikkilä, E. A., M. R. Taskinen, M. Kekki: Relation of plasma high-density lipoprotein cholesterol to lipoprotein-lipase activity in adipose tissue and skeletal muscle of man. Atherosclerosis 29 (1978) 497–501

Nilsson, A., B. Hansson, B. Hokfelt: Betablocker and lipid metabolism. Brit. med. J. 1977/II, 126

Oette, K.: Zur Pathophysiologie des Plasmalipoprotein-Stoffwechsels unter besonderer Berücksichtigung der primären Hyperlipoproteinämien. Leber-Magen-Darm 2 (1972) 156

Oliver, M. J., J. A. Heady, N. Morris, J. Cooper: WHO cooperative trial on primary prevention of ischemic heart disease using clofibrate to lower serum cholesterol: mortality follow up. Lancet 1980/II, 379–385

Olsson, A., P. D. Lang: One-year study of the effect of bezafibrate on serum lipoprotein concentrations in hyperlipoproteinemia. Atherosclerosis 31 (1978) 429

Oster, P., H. Muchowski, C. C. Heuck, G. Schlierf: The prognostic significance of hypocholesterolemia in hospitalized patients. Klin. Wschr. 59 (1981) 857–860

Oster, P., R. Mordasini, H. Raetzer, B. Schellenberg, G. Schlierf: Komplikationen bei Nulldiät. Schweiz. med. Wschr. 107 (1977) 1313

Potter, J., P. Nestel: The hyperlipidemia of pregnancy in normal and complicated pregnancies. Amer. J. Obstet. Gynec. 133 (1979) 165

Reaven, G., R. Lerner, J. Farquhar: The role of insulin in endogenous hypertriglyceridemia. J. clin. Invest. 46 (1967) 1756

Riesen, W., G. Noseda: Antibodies against lipoproteins in man. Occurrence and biological significance. Klin. Wschr. 53 (1975) 353–361

Riesen, W., R. Mordasini, P. Oster: Ergebnisse der chemischen und immunologischen Bestimmung der Serumlipoproteine bei Hyperlipoproteinämien. Lab. Med. 5 (1981) 103–111

Rosenhauer, G., L. A. Carlson: Effect of combined clofibrate-nicotinic acid treatment in ischemic heart disease – an interrim report. Atherosclerosis 37 (1980) 129

Ross, R., J. Glomset: The pathogenesis of atherosclerosis. New Engl. J. Med. 295 (1976) 369, 420

Sacks, F. M., W. P. Castelli, A. Donner: Plasma lipids and lipoproteins in vegetarians and controls. New Engl. J. Med. 292 (1975) 1148–1151

Saudek, C., H. Eder: Lipid metabolism in diabetes mellitus. Amer. J. Med. 66 (1979) 843

Schettler, G.: Arteriosklerose. Ätiologie, Pathologie, Klinik und Therapie. Thieme, Stuttgart 1961

Schettler, G.: Die Ätiologie der Arteriosklerose. Internist (Berl.) 19 (1978) 611

Schettler, G., A. Weizel: Atherosclerosis III. Springer, Berlin 1974

Schettler, G., E. Stange, R. W. Wissler: Atherosclerosis – is it reversible? Springer, Berlin 1978

Schettler, G., Y. Goto, Y. Hata, G. Klose: Atherosclerosis IV. Springer, Berlin 1977

Schettler, G., H. Greten, G. Schlierf, D. Seidel: Fettstoffwechsel. In Schwiegk, H.: Handbuch der inneren Medizin, 5. Aufl., Bd. VII/4. Springer, Berlin 1976

Schlierf, G.: Hyperlipidämien (Hyperlipoproteinämien) bei Diabetes mellitus. In Schwiegk, H.: Handbuch der inneren Medizin, 5. Aufl., Bd. VII. Springer, Berlin 1976 (S. 363–376)

Schlierf, G.: Primäre und sekundäre Prävention kardiovaskulärer Erkrankungen – metabolische Aspekte. Internist (Berl.) 22 (1981) 68–71

Schlierf, G., W. Kahlke: Fettstoffwechsel. In Siegenthaler, W.: Klinische Pathophysiologie, 5. Aufl. Thieme, Stuttgart 1982

Schlierf, G., R. D. Geiss, G. Vogel: Ernährung bei Fettstoffwechselstörungen, 2. Aufl. Thieme, Stuttgart 1982

Schlierf, G., M. Chwat, E. Feuerborn, E. Wülfinghof, C. C. Heuck, M. Kohlmeier, P. Oster, A. Stiehl: Biliary and plasma lipids and lipid lowering chemotherapy. Atherosclerosis 36 (1980) 323–329

Schrecker, O., H. Greten: Activation and inhibition of lipoprotein lipase studies with artificial lipoproteins. Biochim. biophys. Acta (Amst.) 572 (1979) 244

Schwandt, P.: Fettstoffwechselstörungen. MMW Medizin Verlag, München 1980

Seidel, D.: Hyperlipoproteinämie bei Erkrankungen der Leber. Schweiz. med. Wschr. 105 (1975) 857–862

Select Committee on Nutrition and Human Needs: U. S. Senate Dietary Goals for the United States, 2nd ed. U. S. Government Printing Office, Washington 1977

Shekelle, R. B., A. MacMillan Shryock, O. Paul, M. Lepper, J. Stamler, S. Liv, W. J. Raynor: Diet, serum cholesterol and death from coronary heart disease. The Western Electric study. New Engl. J. Med. 304 (1981), 65–70

Shepherd, J., Ch. Packard, S. Bicker, V. Lawrie, G. Morgan: Cholestyramine promotes receptor-mediated low density lipoprotein catabolism. New Engl. J. Med. 302 (1980a) 1219

Shepherd, J., C. J. Packard, S. M. Grundy, D. Yeshurun, A. M. Gotto, O. D. Taunton: Effects of saturated and polyunsaturated fat diets on the chemical composition and metabolism of low density lipoproteins in man. J. Lipid Res. 21 (1980b) 91–99

Sirtori, C., E. Agradi, F. Conti, O. Mántero: Soybean-protein diet in the treatment of type II hyperlipoproteinemia. Lancet 1977/I, 275

Slack, J.: Risks of ischaemic heart disease in familial hyperlipoproteinemic states. Lancet 1969/II, 1380

Spengel, F., A. Jadhav, R. Duffield, Ch. Wood, G. Thompson: Superiority of partial ileal bypass over cholestyramine in reducing cholesterol in familial hypercholesterolemia. Lancet 1981/II, 768

Spritz, N., M. A. Mishkel: Effects of dietary fats on plasma lipids and lipoproteins: an hypothesis for the lipid lowering effect of unsaturated fatty acids. J. clin. Invest. 48 (1969), 78–86

Stamler, J., F. H. Epstein: Coronary heart disease – risk factors as guides to preventive action. Prevent. Med. 1 (1972) 27

Stary, H.: Regression of atherosclerosis in primates. Virchows Archiv Abt. A 383 (1979) 117

Starzl, T., H. P. Chase, C. W. Putnam, J. J. Nora: Follow-up of patients with portocaval shunt for the treatment of hyperlipidemia. Lancet 1974/II, 714–715

Stein, O., Y. Stein: Catabolism of serum lipoproteins. Progr. biochem. Pharmacol. 15 (1979) 216

Steinberg, D.: Research related to underlying mechanism in atherosclerosis. Circulation 60 (1979), 1559–1565

Stoffel, W., H. Borberg, V. Greve: Application of specific extracorporeal removal of low density lipoprotein in familial hypercholesterolemia. Lancet 1981/II, 1005

Thompson, G., N. Myant, C. Oakley, R. Steiner, R. Sapsford: Combined medicosurgical strategy for severe familial hypercholesterolemia. In Gotto, A. M., L. C. Smith, B. Allen: Atherosclerosis V. Springer, Berlin 1980

Undeutsch, D.: Fettstoffwechselstörungen. Schattauer, Stuttgart 1975

U. S. Senate Select Committee on Nutrition and Human Needs: Dietary goals for the United States. U. S. Government Printing Office, Washington 1977

Utermann, G.: Genetik familiärer Hyperlipoproteinämien. Internist (Berl.) 19 (1978) 465

Walton, K. W., P. J. Scott, P. W. Dykes, J. W. L. Davies: The significance of alterations in serum lipids in thyroid dysfunction. Clin. Sci. 29 (1965) 217–238

Wass, V. J., R. J. Jarrett, C. Chilvers, J. S. Cameron: Does the nephrotic syndrome increase the risk of cardiovascular disease? Lancet 1979/II, 664–667

West, R. J., J. Lloyd, J. V. Leonard: Long-term follow-up of children with familial hypercholesterolemia treated with cholestyramine. Lancet 1980/II, 873–875

Wieland, H., D. Seidel: Fortschritte in der Analytik des Lipoproteinmusters. Inn. Med. 5 (1978) 290–300

Wieland, H., D. Seidel: Lipoproteinstoffwechsel. Ther. Umsch. 37 (1980) 954–964

Wirth, A., G. Schlierf, G. Schettler: Körperliche Aktivität und Fettstoffwechsel. Klin. Wschr. 57 (1979) 1195

Wissler, R. W., D. Vesselinovitch: Studies of regression of advanced atherosclerosis in experimental animals and man. Ann. N. Y. Acad. Sci. 275 (1976) 363–378

Wolfram, G.: Ernährungstherapie der Hyperlipidämien. Akt. Endokr. Stoffw. 2 (1981a) 8–15

Wolfram, G.: Hyperlipidämien – Diätprinzipien und Kriterien ihrer Effizienz. Akt. Ernähr. 6 (1981b) 208–213

Wood, P. D., W. L. Haskell: The effect of exercise on plasma high density lipoproteins. Lipids 14 (1970) 417–427

Zilversmit, D. B.: Atherogenesis: a postprandial phenomenon. Circulation 60 (1979) 473–485

Zöllner, N., Ch. Keller: Adipositasbehandlung – Nulldiät oder kalorienreduzierte Diät? Internist (Berl.) 20 (1979) 147

Sachverzeichnis

F

G

H